A. *MALHERBE* et *F. LEGUEU*

—◦⟡◦—

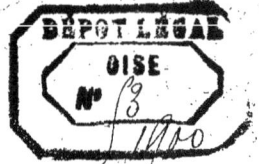

DES HÉMATURIES ESSENTIELLES

Rapport présenté à la quatrième session de l'Association française
d'Urologie, Paris 1899.

CLERMONT (OISE)
IMPRIMERIE DAIX FRÈRES
3, PLACE SAINT-ANDRÉ, 3

—

1899

DES

HÉMATURIES ESSENTIELLES

Rapport présenté à la quatrième session de l'Association française d'Urologie,

PAR

A. MALHERBE
Professeur à l'École de Médecine de Nantes

ET

F. LEGUEU
Professeur agrégé à la Faculté de Médecine
Chirurgien des Hôpitaux de Paris.

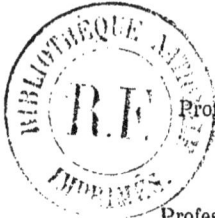

Jusqu'à ces derniers temps dans les traités didactiques, dans les ouvrages classiques on divisait habituellement les hématuries en deux classes, et on distinguait les hématuries essentielles des hématuries symptomatiques.

Celles-ci, les hématuries symptomatiques, les plus fréquentes et les mieux connues dépendent d'une affection déterminée, elles relèvent d'une cause bien établie. Les hématuries du cancer, des calculs, de la tuberculose sont de ce nombre : elles présentent dans chaque affection des modalités assez particulières pour que la clinique permette quelquefois d'arriver au diagnostic par la seule étude de ces caractères et de ces modalités.

A côté de ces hématuries symptomatiques, les autres apparaissent au premier abord très différentes : elles semblent indépendantes d'une altération quelconque de l'appareil urinaire, elles semblent constituer à la fois le symptôme et la maladie tout entière. Et pour caractériser leur différence avec les autres, elles ont été appelées « hématuries essentielles ».

Rayer (1) les définissait « celles qui ne peuvent être rattachées ni à une lésion de l'appareil urinaire ni à une maladie déterminée. »

De tout temps elles ont été signalées : et il faudrait remonter loin pour retrouver les premières observations de ces hématuries abondantes, rares ou répétées, existant sans autre symptôme, se manifestant isolément, entraînant par leur abondance ou leur persistance un état grave d'anémie, sans que l'analyse la plus minutieuse permette de leur attribuer une cause ; et pour lesquelles, en fin de compte, on concluait à une hématurie essentielle, c'est-à-dire idiopathique et sans cause.

Ces deux termes cependant protestent eux-mêmes contre l'association qu'on leur impose : l'hématurie n'est qu'un symptôme (Guyon), et on ne conçoit pas une hématurie, qui serait à la fois le symptôme et la maladie ; on ne saisit pas une hématurie qui ne relèverait pas d'une maladie quelconque.

Ces réflexions sont les premières qui se présentent à l'esprit, lorsqu'on ouvre ce chapitre des hématuries essentielles : elles sont d'autant plus légitimes, que grâce aux progrès de la pathologie rénale, nous pouvons retrouver dans des obsertions anciennes, qualifiées d'essentielles, des lésions formelles, positives, évidentes. Ainsi Rayer regardait comme essentielles les hématuries des pays chauds, qui, nous le savons aujourd'hui, sont de nature parasitaire. D'autres observations, étiquetées par Rayer hématuries essentielles, relèvent de la contusion, de la néphrite, toutes causes qui sont susceptibles de déterminer des hématuries importantes. Enfin le souvenir de ces névralgies dites autrefois essentielles, et dont les lésions les plus caractérisées expliquent aujourd'hui la manifestation, vient encore accentuer nos doutes et légitimer cette suspicion.

Et cependant il reste encore aujourd'hui quelques observations qui soigneusement analysées paraissent à leurs

(1) RAYER. — Traité des maladies des reins, t. III, p. 351 et suivantes.

auteurs mériter le qualificatif d'hématuries essentielles. L'hématurie, une hématurie abondante a conduit à l'opération ; le rein a été mis à nu, il était sain : il a été enlevé, on n'y trouve pas de lésion, et le terme d'essentiel est conservé pour qualifier cette variété, fort restreinte d'ailleurs, d'hématuries.

Dans ces dernières années, plusieurs faits intéressants ont été publiés dans ces conditions et ont été le point de départ de discussions au sein des Sociétés savantes.

Lauenstein (1) en 1887, Max Schede (2), Sabatier (3) en 1889, Senator (4), Abbe (5) en 1891, Israël (6) et Passet (7) en 1894 publient successivement quelques observations d'hématurie rénale qu'ils affirment « *sine materia* ».

Max Schede et Passet invoquent l'hémophilie : Sabatier intitule son observation « Néphralgie hématurique » et Legueu (8) en 1891 rapportait quelques observations identiques en étudiant les névralgies rénales.

En 1894 paraît le mémoire de Broca (9) sur l'hémophilie rénale, basé sur un fait personnel d'hématurie *sine materia* ; il n'affirme pas cependant l'absence de lésions, mais constate l'absence des causes habituelles de l'hématurie et soulève la question de l'angionévrose.

---

(1) LAUENSTEIN.— Zur Chirurgie der Nieren.(*Deuts. med. Woch.*, Leipzig, 1897, n° 26, p. 269.)

(2) MAX SCHEDE. — Neuen Erfahrungen über Nierenextirpation. (*Jahrb. des Hamburger Stadtkrankenhauses*, 1889.)

(3) SABATIER.—Néphralgie hématurique. (*Rev. de chir.*, 1889, t. IX, p. 62.)

(4) SENATOR. — Ueber renale Hæmophilie. (*Berl. klin. Woch.*, 1891, t. XXVII, p. 1.)

(5) ABBE. — *New-York med. Journ.*, 16 mai 1891, t. LIII, p. 573.

(6) ISRAËL.— Erfahrungen über Nierenchirurgie. (*Arch., f. klin. chir.* Berlin, 1894, t. XLVII, p. 428.)

(7) PASSET. — Ueber Hæmaturie und renal Hæmophilie. (*Centr. f. die Krank. der Harn. und Sexual org.*, 1894, t. V, fasc. 8, p. 387.)

(8) LEGUEU. — Des névralgies rénales. (*Ann. des mal. des org. gén.-urin.*, 1891.)

(9) BROCA. — Hémophilie rénale et hémorrhagies rénales sans lésions connues. (*Ann. des mal. des org. génit.-urin.*, 1894, déc.)

La question est portée en 1895 au Congrès de chirurgie :
Picqué et Reblaub (1) communiquent une observation
d'hématurie essentielle. Albarran et Routier font quelques
réserves sur l'absence de lésions. La discussion se rouvre
en 1898 à la Société de chirurgie (2) à propos d'une com-
munication de Pousson sur la pathogénie des hématuries rénales. Poirier, Nimier, Potherat, Reynier, G. Marchant,
apportent des faits précis qui viennent à l'encontre de la
théorie de l'hématurie essentielle. Une observation fort intéressante présentée par le prof. Demons (3) au Congrès de
chirurgie de 1898 vient encore plaider dans le même sens
et devient le point de départ de la thèse de son élève
Doreau (4).

En même temps, le prof. Guyon (5) étudiait dans une
de ses cliniques la pathogénie des hématuries rénales et
signalait les hématuries observées au cours de la grossesse,
et Albarran (6) en 1898 faisait la critique des observations
connues et y attaquait par une argumentation serrée la
doctrine de l'hématurie *sine materia*.

Les mémoires de Hamel (7) et de Robinson (8), la revue
de Doubre (9) donnent le résumé de la question. Hamel

(1) PICQUÉ et REBLAUB. — Hématurie rénale sans substratum anatomique. (Hémophilie rénale, 9ᵉ Congrès français de chir. Paris. Alcan,
1895, p. 530.)

(2) *Bull. et Mém. de la Soc. de chir.*, 1898, p. 590-596 et 631-637.

(3) DEMONS. — Conduite à tenir en présence de certaines hématuries
rénales dites essentielles et rebelles au traitement médical. (12ᵉ Cong.
franç. de chir., 1898. Paris, Alcan, p. 408.)

(4) DOREAU. — Des prétendues hématuries essentielles. (Thèse de
Bordeaux, 1898.)

(5) GUYON. — Des conditions dans lesquelles se produisent les hématuries vésicales et les hématuries rénales. (*Ann. des mal. des org. gén.-
urin.*, 1897, p. 113.)

(6) ALBARRAN. — Diagnostic des hématuries rénales. (*Ann. des mal.
des org. gén.-urin.*, 1898, p. 419.)

(7) HAMEL. — De l'hématurie essentielle. (Thèse de Paris, 1897,
nᵒ 432.)

(8) RAPHAËL ROBINSON. — Pathogénie et traitement des hématuries essentielles. Paris, 1899, Jouve et Boyer.

(9) DOUBRE. — Des hématuries rénales essentielles. (*Bul. méd.*, 1893,
t. 1, p. 315.)

admet six espèces d'hématuries essentielles : l'hématurie avec néphroptose, névralgique, hémophilique, purpurique, albuminurique et essentielle pure. Il donne, il est vrai, la dernière comme hypothétique, n'ayant pu trouver aucune observation s'y rapportant. Raphaël Robinson, insiste surtout sur l'action hémorragique de certains poisons et de certaines toxines aussi bien que de certaines dyscrasies, telles que le rachitisme par exemple, qui favoriserait les hémorrhagies en décalcifiant le sang et en le rendant moins coagulable.

Si en France, cette doctrine perdait du terrain, à l'étranger au contraire, les observations d'hématuries essentielles se multipliaient. En 1896, la discussion s'ouvre sur ce sujet au sein de la Société de médecine interne de Berlin (1). Klemperer, Von Leyden, Nitze, Fürbringer, Senator et d'autres affirment l'existence de l'hématurie rénale essentielle et la rattachent à l'hémophilie. Klemperer (2) dans deux articles originaux y revient encore, et admet les hématuries hémophiliques et angionévrotiques. De Keersmaecker (3) en 1897 publie une observation de néphrotomie pour hématurie rebelle ; on trouvait de la néphrite chronique à l'examen biologique. Mais en revanche Debaisieux (4) en 1898, Debersarques (5) la même année, publiaient de nouveaux faits d'hématuries sans lésions, et Harris (6) ajoutant à cette liste une observation personnelle, établissait que dans certains cas il est impossible en l'état actuel de la science de présenter une interprétation rationnelle.

Tel est l'ensemble des travaux parus sur la question : nous

(1) *Bull. méd.*, 1896, p. 1199 et 1200.
(2) KLEMPERER. — Ueber Nieren Blutungen bei gesunden Nieren. *Deutsch. med. Woch.*, 1897, n° 9 and 10.
(3) *Ann. de la Soc. belge de chir.*, 15 déc. 1897.
(4) DEBAISIEUX. De l'hématurie rénale essentielle. (*Ann. de la Soc. belge de chir.*, 15 janv. 1899.)
(5) DEBERSAQUES. — Un cas d'hématurie essentielle, néphrotomie. Guérison. (*Ann. de la Soc. belge de chir.*, juil. 1898.)
(6) N. L. HARRIS. — Renal Hæmaturia without known lesions. (*The Philadelphia médical Journal,* vol. 1, 1898, n° 12, p. 509.)

avons éliminé avec intention tous les travaux anciens, qui ne peuvent avoir aucune valeur au point de vue spécial où nous nous plaçons.

L'hématurie essentielle existe-t-elle réellement ? Y a-t-il une hématurie indépendante d'une altération du rein ou d'une maladie déterminée ?

Telle est la question que nous devons chercher à résoudre en soumettant à la critique et à la discussion la liste des observations publiées.

Ce travail de revision ne saurait être effectué convenablement, si nous ne rappelions au préalable les causes actuellement définies des hématuries en général et surtout des grandes hématuries. Nous étudierons donc d'abord les hématuries *symptomatiques* et nous verrons ensuite la place qu'il convient de réserver à côté de celles-ci aux hématuries *essentielles*.

I.

Hématuries symptomatiques.

Les causes de l'hématurie sont de deux ordres, ce sont des causes *générales* et des causes *locales*.

A. — HÉMATURIES DANS LES MALADIES INFECTIEUSES.

L'hématurie s'observe au cours des maladies infectieuses, et plus particulièrement des pyrexies graves. Isolée ou associée à d'autres hémorragies, elle est l'une des manifestations des formes hémorrhagiques de la variole, de la scarlatine, de la fièvre typhoïde, de la rougeole, de l'ictère grave, de la fièvre jaune, de la peste, du scorbut, du purpura. On la voit encore survenir au cours de la pneumonie. Lecorché et Talamon en rapportent des exemples, Guyon en cite un autre. Elle s'observe encore dans la leucémie, dans le paludisme : on la voit alors au moment des accès.

En général, l'hématurie survient à une phase tardive de ces pyrexies : elle en constitue une phase ultime, et le pronostic en est aggravé.

Le saignement peut s'effectuer par toutes les muqueuses de l'appareil urinaire, mais il est probable, qu'il s'effectue surtout par le rein. Il n'est pas besoin pour l'expliquer d'invoquer l'influence d'un agent microbien spécial, hémorrhagipare. Des infections très diverses l'ont produite, au cours desquelles on trouvait dans le sang des microbes différents. Charrier a démontré l'action hémorrhagipare de certaines toxines, que les divers microbes même les plus vulgaires peuvent fabriquer. Les microbes agissent donc sur le rein soit directement, soit par l'intermédiaire de leurs toxines, qui produisent la nécrose cellulaire.

Quoiqu'il en soit la néphrite est l'intermédiaire presque constant de ces hématuries observées au cours des maladies infectieuses, et ainsi la distinction entre les hématuries de cause générale et celles de cause locale perd de sa valeur, puisque les premières relèvent aussi d'une altération organique.

C'est de la même façon que l'hématurie résulte de l'intoxication produite par l'absorption de certains poisons chimiques, parmi lesquels il faut citer en premier lieu la cantharide ou plutôt son principe actif, la cantharidine. D'après Gubler, la cantharide détermine une inflammation exsudative particulière qui se manifeste aussi bien dans le rein que sur la peau ou sur la muqueuse vésicale. Cette inflammation quand elle dépasse un certain degré, devient hémorrhagipare. Ainsi nous avons vu une hématurie très abondante, chez un jeune homme à qui l'on avait appliqué un immense vésicatoire dans le but de combattre des accidents pulmonaires menaçants.

Le baume du Pérou, l'essence de térébenthine, l'essence de moutarde, le sublimé, l'arsenic, le sulfate de quinine ont été accusés de produire l'hématurie quand ils sont absorbés en trop grande quantité et sans doute chez des sujets prédisposés. Ce sont là encore des hématuries toxiques à l'origine desquelles on trouve une altération rénale d'ordre chimique.

B. — HÉMATURIES DE CAUSE LOCALE.

Celles-ci intéressent plus spécialement le chirurgien ; ce sont presque les seules qu'il lui est donné d'observer. Elles sont d'ailleurs beaucoup plus communes, et comportent une valeur diagnostique très sérieuse ; ce sont elles qui attirent souvent l'attention sur la maladie en cours ou à son début, ce sont elles qui, par leurs modalités, permettent au chirurgien de définir la nature de cette maladie.

Suivant son point de départ, l'hématurie vient de l'urètre, de la prostate, de la vessie, de l'uretère ou du rein. Sur chacun de ces organes, un grand nombre de causes sont susceptibles de déterminer l'effraction vasculaire, qui aboutit à l'hématurie.

Nous n'avons pas à signaler *toutes* les causes d'hématuries ; dans beaucoup d'affections l'hématurie n'a que les allures d'un symptôme de second ordre, associé ou non à d'autres manifestations, comme par exemple dans les cystites. Nous voulons surtout étudier les *grandes* hématuries, celles qui, abondantes ou persistantes, attirent à ce point de vue spécialement l'attention.

Notre but est de signaler les causes qui peuvent déterminer ces grandes hémorrhagies, de rappeler les modalités cliniques qui leur sont particulières.

Nous devrons insister surtout sur leurs allures exceptionnelles, signaler la disproportion qui existe parfois entre la cause réelle et le phénomène observé, et montrer comment bien qu'elles soient réellement symptomatiques, ces hématuries revêtent parfois et pour un temps l'apparence d'hématuries essentielles.

En procédant ainsi, nous serons amenés à entrouvrir le

chapitre de la physiologie pathologique de l'hématurie ; nous y trouverons une transition naturelle entre les hématuries symptomatiques et les hématuries prétendues essentielles.

Les grandes hématuries proviennent exclusivement de la vessie et du rein : les hématuries d'origine prostatique sont les seules qui parmi les hémorrhagies de provenance urétrale peuvent avoir une certaine importance, mais elles se confondent en réalité avec les hématuries de causes vésicales.

Or, sur le rein comme sur la vessie, les causes des grandes hématuries sont habituellement la *lithiase*, la *tuberculose,* les *néoplasmes*, la *rétention*. D'autres causes interviennent plus rarement ; de ce nombre sont le *traumatisme, l'inflammation*, les *parasites.*

1° *Hématuries lithiasiques.*

L'hématurie au cours de la *lithiase* est fréquemment observée (1). Le traumatisme interne et la congestion s'associent pour la déterminer. L'influence du traumatisme est démontrée par les caractères habituels de l'hématurie lithiasique qui est une hématurie *provoquée* par les mouvements. Les secousses, les exercices violents mobilisent le corps étranger, et celui-ci provoque la lésion des vaisseaux de la muqueuse.

Cependant l'influence de la congestion n'est pas moins manifeste : il est des calculs qui font saigner par leur seule présence. Et des hémorrhagies lithiasiques abondantes, s'observent parfois que le mouvement ne suffit pas à expliquer ; elles se produisent et durent malgré le repos.

C'est surtout au niveau du rein, que se manifestent ces hématuries lithiasiques spontanées, pour la détermination

(1) LEGUEU.— Des calculs du rein et de l'uretère, *Thèse de Paris*, 1891.

desquelles la congestion prend une place prépondérante. À côté des hématuries légères intermittentes que provoque à l'occasion des mouvements un calcul rénal, on voit en effet, des hématuries abondantes, qui se produisent sous la seule influence d'un calcul du bassinet et de la congestion qui en résulte. Telles sont par exemple ces hématuries qui précèdent souvent de quelques jours l'apparition d'une colique néphrétique. Ces hématuries prémonitoires sont le prodrome de la migration du calcul, mais elles ne s'accompagnent d'aucun symptôme permettant un diagnostic immédiat, nous avons été plusieurs fois témoins de ce phénomène ; chez un homme de 60 ans, non graveleux jusqu'alors, nous avons vu une hématurie abondante précéder de quelques jours la sortie d'un petit gravier de la forme d'un grain d'avoine. Sur un autre malade, nous avons suivi pendant huit jours une hématurie, qui ne cessa qu'après la colique néphrétique et l'expulsion d'un petit calcul. Ce dernier malade était un lithiasique avéré ; son passé nous permit de soupçonner la cause de l'hématurie, et l'évènement nous donna raison. Mais lorsque le malade est resté jusqu'alors indemne de colique néphrétique, lorsqu'il n'existe par ailleurs aucun autre signe de calcul rénal, le diagnostic reste difficile et la cause de l'hématurie délicate à préciser.

En dehors de la colique néphrétique, la congestion provoque encore des hématuries continues ou prolongées dans un rein calculeux. Comment expliquer autrement que par la congestion cette hématurie observée par Hartmann sur un enfant immobilisé dans un appareil plâtré et dont le rein contenait un calcul ? L'un de nous a pu suivre et opérer un malade, qui pendant plusieurs mois urina du sang d'une façon continue, à tel point qu'il en résulta une profonde anémie ; le rein droit qui saignait contenait deux calculs, que l'opération permit de supprimer. Ici, il ne suffit plus d'invoquer l'action traumatisante du calcul : il faut reconnaître que la seule présence d'un calcul peut donner une hématurie continue, et rechercher dans la congestion la raison de ces modalités particulières.

La congestion a donc un rôle manifeste dans la production de l'hématurie calculeuse ; ainsi s'explique la disproportion qui existe parfois entre le calcul et l'hématurie qui en résulte : et nous aurons à invoquer plus loin la même interprétation pour expliquer que des hématuries abondantes ont été provoqués par de petits calculs, ou même de simples graviers.

2° *Hématuries de la tuberculose.*

La *tuberculose* est parfois une cause de grande hématurie. L'hématurie s'observe à toutes les phases de la tuberculose vésicale ou rénale : en général, cependant, les hématuries de la tuberculose sont peu abondantes. Elles sont associées à d'autres symptômes, et elles sont faciles à reconnaître.

Toutefois il faut savoir que l'hématurie précède parfois, plutôt qu'elle n'accompagne les manifestations de la tuberculose.

Chacun connaît ces hématuries du début de la tuberculose vésicale qui ont été justement comparées aux hémoptysies prétuberculeuses (Guyon). Elles ont lieu alors que la muqueuse n'est pas encore ulcérée et sont dues à l'association de la congestion et de l'inflammation spécifique. Elles précèdent assez souvent les autres symptômes de la cystite tuberculeuse et sont parfois fort embarrassantes au début. Mais il est rare qu'elles se prolongent, et la plupart du temps elles font bientôt place ou s'associent aux autres symptômes de la cystite bacillaire, à la fréquence des mictions, aux troubles des urines, etc.

Plus abondantes et aussi plus durables sont les hématuries qui traduisent la tuberculose rénale, et plus particulièrement les formes primitives de cette localisation.

Un tubercule localisé dans le rein, quelques granulations isolées dans son parenchyme sont parfois l'occasion d'hématuries considérables. Tuffier (1) a signalé ces formes hématuriques de la tuberculose rénale primitive dans lesquelles l'hématurie non seulement prend une importance prépondérante mais encore constitue le seul et unique symptôme. Quand l'hématurie est associée à la tuméfaction du rein, comme dans une observation de Ricard (2), ou lorsqu'il y a des bacilles dans l'urine comme dans l'observation de Pousson (3), le diagnostic est possible. Mais parfois aussi l'hématurie existe seule, avant la tuméfaction du rein, avant la douleur, avant la pyurie, avant que soit constatée la présence des bacilles dans l'urine ; il est facile de comprendre alors de quelles incertitudes le diagnostic se trouve entouré, et comment avant la découverte d'un tubercule miliaire dans le rein on a pu parler d'hématurie essentielle.

3° Hématuries néoplasiques.

Les néoplasmes, où qu'ils siègent dans l'appareil urinaire sont cause d'hématuries et qui plus est d'hématuries abondantes.

Les néoplasmes sont la grande cause des hématuries vésicales ; c'est dans les tumeurs de la vessie que l'hémorrhagie est le symptôme le plus important et aussi parfois le plus bizarre dans ses allures. Les caractères spéciaux à l'hématurie d'origine vésicale ont été bien décrits par notre maître M. Guyon (4), il est inutile d'y insister. Nous rappellerons que l'écoulement du sang provenant d'un néoplasme vésical, s'il est plus continu lorsque la tumeur est ancienne et ulcérée est souvent plus abondant au début. Certains petits papillomes déterminent des hé-

(1) TUFFIER. — Formes cliniques de la tuberculose rénale. *Ann. des mal. des org. gén. urin.*, 1893, p. 495.
(2) RICARD. — *Bull. et Mém. de la Soc. de chir.*, 1895, p. 651.
(3) POUSSON. — Tuberculose rénale primitive. *Gaz. hebd.*, 15 juin 1895.
(4) GUYON. — *Loc. cit.*, t. I, XIV° leçon.

morrhagies plus menaçantes que des épithéliomes étendus et inopérables. Dans la période de début la congestion est probablement la première cause de l'hémorrhagie bien avant que la tumeur soit ulcérée. Dans ce cas, l'excitation vaso-dilatatrice de cause inconnue qui donne lieu aux phénomènes de congestion et de stase suffit à produire l'hémorrhagie par rupture des capillaires. L'un de nous (1) a pu préciser le mécanisme de l'hématurie dans un cas de petit papillome de la vessie. La tige connective et vasculaire qui nourrit les papilles du néoplasme présente des dilatations de son capillaire souvent unique, d'où stase sanguine, altérations et nécrobiose de son épithélium, qui, en tombant, prive de son dernier soutien la paroi mince et déjà altérée du capillaire. Cette paroi se rompt et l'hématurie a lieu.

Ceci nous explique comment il n'est aucun rapport entre le volume du néoplasme et l'importance de l'hématurie qui en est la conséquence. De petits néoplasmes, insignifiants, difficiles à reconnaître même la vessie ouverte, sont parfois la source d'hémorrhagies mortelles, ainsi que nous en avons observé un cas.

Les néoplasmes du rein sont, au même titre que ceux de la vessie, la source de grandes hématuries : en général les hématuries sont ici plus tardives, moins précoces, elles suivent l'apparition de la tumeur plutôt qu'elles ne la précèdent : mais ici comme là.elles peuvent être extrêmement abondantes au point de mettre en danger les jours du malade.

4° *Hématuries de la rétention.*

C'est encore par la congestion qu'elle provoque que la *rétention* est une cause d'hématurie. Les expériences de Guyon et d'Albarran (2) ont clairement mis en relief ce

(1) A. MALHERBE. — Congrès d'urologie, oct. 1897, p. 376.
(2) GUYON et ALBARRAN. — Anatomie et physiologie pathologique de la rétention d'urine. *Archiv. de méd. exp.*, 1890.

rôle de la congestion dans ces circonstances : dès le début, les arborisations vasculaires se dessinent à la surface de la muqueuse, bientôt apparaissent des taches ecchymotiques, la desquamation épithéliale et l'extravasation sanguine viennent ensuite, et le sang se mélange à l'urine. De là ces hématuries des prostatiques liées souvent à la rétention et disparaissant sous l'influence d'une évacuation régulière de la vessie.

Cette influence de la rétention s'exerce d'une façon non moins évidente sur le rein.

Guyon et Albarran (1) ont montré que la rétention d'urine complète produite dans un but expérimental chez le chien par la ligature de la verge, détermine une congestion rénale telle que l'on trouve des caillots sanguins dans le bassinet et les calices. La rétention rénale peut donc à elle seule amener des hématuries, et ces hématuries sont purement congestives.

Ainsi s'expliquent les hématuries qui accompagnent l'hydronéphrose dont Andersen, Lauenstein, Israël, Albarran et d'autres ont rapporté des exemples. De même encore s'expliquent ces hématuries rénales observées chez les prostatiques et dont Escat (2) après Bazy a donné la description dans sa thèse. La congestion y joue un rôle prédominant, mais il est probable aussi que la sclérose ensuite les favorise. Les observations d'Escat sont tout à fait significatives à ce point de vue. Il est en outre chez les prostatiques, comme le fait observer Escat, un état infectieux dont il convient de tenir compte ; les travaux de Bouchard, de Charrin n'ont-ils pas établi que l'intoxication de l'économie réalisée par divers poisons microbiens ou effectuée grâce à la rétention des matériaux de dénutrition peut être une occasion d'hémorrhagies. Nous pensons donc que dans la détermination des hématuries rénales abondantes

(1) ALBARRAN.— *Loc. cit.*, p. 470.

(2) ESCAT.— Hématuries rénales chez les prostatiques. *Thèse de Paris*, 1897.

chez les prostatiques, la congestion n'intervient pas seule, mais s'associe à des lésions de néphrite mixte et à des infections diverses.

5° *Hématuries traumatiques.*

Les traumatismes de la vessie, du rein, les plaies pénétrantes, les ruptures sous-cutanées occasionnent des hématuries plus ou moins importantes dont la cause réside dans la blessure directe des vaisseaux de ces organes. Elles suivent de près le traumatisme, elles disparaissent dès que la blessure est cicatrisée et n'ont pour nous aucun intérêt. Il est cependant une réserve à faire pour les hématuries de la *contusion du rein.* Les contusions du rein sont plus communes que les plaies, et souvent à la suite d'un choc abdominal ou lombaire, le tissu délicat du parenchyme rénal se contusionne alors que les autres organes, que les éléments intermédiaires restent intacts, l'hématurie traduit souvent seule cette altération du parenchyme rénal. L'hématurie se reproduit ou persiste plus ou moins longtemps ; mais dans certains cas, on a vu l'hématurie persister si longtemps qu'il devenait difficile de la rattacher à une rupture non encore cicatrisée. L'hématurie durait seule et sans autre symptôme, à tel point qu'elle semblait constituer toute la maladie, et qu'elle se rapprochait des hématuries dites essentielles. On se demande par quel mécanisme une lésion du rein, de minime intensité, peut déterminer dans cet organe une modification telle des tissus qu'il s'ensuive une hémorrhagie interminable. C'est là un point que nous aurons à examiner plus loin. Nous supposons toutefois qu'il se produit dans ces cas une sclérose des points contaminés et nous établirons plus tard que la sclérose même très minime est susceptible de déterminer des hémorrhagies rénales extrêmement intenses. Il est probable aussi que la congestion, qu'il faut invoquer à chaque pas, dans la physiologie pathologique de l'hématurie,

joue aussi un grand rôle dans la pathogénie de ces hémorrhagies répétées ou durables consécutives à la contusion.

6° *Hématuries des néphrites*.

Au même titre que la congestion, l'inflammation est un
facteur d'hématurie, et du côté de la vessie et du côté du
rein on retrouve des hématuries qui ont leur source dans
l'inflammation seule ou associée à la congestion.

Les hématuries des cystites sont trop connues pour qu'il
nous soit nécessaire d'insister sur ce point. L'inflammation
de la vessie provoque des hématuries de forme et d'abondance variables. En général, elles s'associent à d'autres
symptômes, tels que la pollakiurie, la douleur pendant les
mictions, la pyurie. Il est donc assez rare, malgré la variété
des aspects qu'elle peut revêtir, que l'hématurie liée à la
cystite soit difficile à diagnostiquer.

Plus délicates au point de vue clinique sont les hématuries rénales qui relèvent de l'inflammation ; celles-ci ont
un rapport intime avec la question qui nous occupe ; elles
méritent d'être minutieusement analysées.

L'inflammation aiguë ou chronique des reins se produit
dans des conditions très diverses ; tantôt la néphrite est
primitive, tantôt elle survient comme l'une des manifestations ou comme la complication d'une maladie générale
d'origine toxique, infectieuse ou parasitaire. Mais quelles
que soient les conditions dans lesquelles survient la néphrite, l'hématurie peut en être la conséquence, et on peut
même dire que l'hématurie est un symptôme fréquent des
inflammations rénales.

Ainsi Lécorché et Talamon (1) affirment que les urines
sont souvent sanglantes dans la maladie de Bright. Il est
vrai que souvent, le sang des urines brightiques n'est visible
qu'au microscope, et passe souvent inaperçu.

(1) Lécorché et Talamon.—Traité de l'albuminurie, Paris, 1888, p. 500.

Lécorché et Talamon ne pensaient pas que l'hématurie pouvait devenir importante dans le mal de Bright, et ils n'admettaient pas cette forme hématurique de la maladie, qu'avait signalée Wagner.

C'était d'ailleurs l'opinion courante jusqu'à ces dernières années : on ne croyait pas que la néphrite parenchymateuse, interstitielle ou mixte, put donner lieu à des hémorrhagies très importantes par leur abondance ou par leur répétition.

Cependant quelques faits, quelques autopsies permettaient de le penser. L'un de nous a observé un jeune homme, qui étant rentré ivre chez lui, se coucha tout nu sur son lit et s'endormit. Le lendemain, il pissait du sang en abondance, et il eut une albuminurie qui nécessita un régime lacté absolu de quelques semaines, mais disparut complètement. Le malade est resté guéri depuis une dizaine d'années. Guyon en 1888 a vu un grand hématurique succomber à une pneumonie : à l'autopsie, on ne rencontra que de la néphrite mixte.

Quelques opérations récentes d'ailleurs ont montré que des hématuries abondantes étaient dues à des scléroses rénales, impossibles à diagnostiquer sans le secours du microscope. Pousson, Poirier, Gérard Marchant et d'autres ont rapporté quelques observations de ce genre à la Société de chirurgie (8 juin 1898); et ce qui n'est pas le moins curieux à noter, c'est que l'importance de l'hématurie n'est pas en rapport avec la gravité de la lésion : des néphrites, dont les lésions paraissaient peu importantes ont pu donner lieu à des hématuries formidables.

7° *Hématuries parasitaires* (endémique des pays chauds).

Dans les pays chauds, dans les régions tropicales, l'hématurie existe à l'état endémique : elle se montre de préférence chez les jeunes sujets.

Les parasites auxquels on l'attribue sont la Bilharzia hematobia, la filaria sanguinis hominis et le strongle géant.

La présence des œufs de Bilharzia a été constatée dans le parenchyme du rein ; au cours des hématuries rénales que l'on constate surtout chez les sujets atteints de cette affection. Cependant l'hématurie peut être aussi d'origine vésicale. Les couches musculaires profondes de la vessie et la muqueuse vésicale sont infiltrées des larves et des œufs du parasite, qui rongent les capillaires, déterminent une inflammation ulcéreuse, de telle sorte que le traumatisme, la congestion et l'inflammation se réunissent pour produire les lésions et les symptômes de la bilharziose.

La filaire du sang qui habite les systèmes sanguins et lymphatiques agit aussi en congestionnant et en enflammant le rein.

Dans ces conditions, l'hématurie est en général associée à la *chylurie*, les urines chyleuses alternent avec les urines sanglantes. Par le repos, l'urine dans le vase montre trois couches : au fond le sang, au milieu l'urine plus ou moins claire, à la surface la matière grasse.

L'hématurie endémique présente des allures intermittentes, elle procède par accès, et dans l'intervalle de ces accès, la santé reste parfaite. Elle peut durer longtemps sans altérer profondément la santé : le passage du climat chaud au climat tempéré amène rapidement la disparition de l'hématurie. Aussi a-t-on très rarement l'occasion d'observer cette variété dans nos pays (1).

Telles sont les causes principales des hématuries liées à une altération manifeste de l'appareil urinaire et surtout du rein. Qu'il s'agisse du traumatisme (calcul), d'une inflammation (néphrite) ou d'un néoplasme, il est un facteur qui dans la physiologie pathologique de l'hématurie intervient à chaque pas, c'est la congestion. La congestion joue dans

(1) Voy. Dict. encycl. des Sc. méd., art. hématozoaires, hématuries des pays chauds.

la pathologie urinaire un rôle de premier ordre, M. Guyon a maintes fois insisté sur ce point. C'est elle qui en matière d'hématurie, détermine souvent l'apparition du symptôme : c'est elle qui dénature la relation entre une lésion donnée et l'hématurie qui la traduit : c'est elle en somme qui modifie les allures cliniques du symptôme et trouble le praticien par un paradoxe déconcertant.

Mais cette congestion, ne peut-elle, à elle seule, causer l'hématurie ? Ne peut-elle en tout cas par son adjonction à une cause minime expliquer certaines hématuries, que l'on serait tenté de qualifier d'essentielles, si nous n'avions déjà sous les yeux des faits bien établis où une hématurie abondante relevait d'une cause connue, mais de minime importance ?

II

Hématuries essentielles.

Après avoir passé en revue les grandes causes, les causes principales des hématuries symptomatiques, nous sommes préparés à l'étude des hématuries essentielles.

On désigne sous ce terme des hématuries, qui apparemment ne relèvent d'aucune des causes précitées ; on ne trouve aucune cause, et on dit provisoirement au moins « hématurie essentielle ». Leurs caractères cliniques n'offrent rien de particulier : dans toutes les observations publiées sous ce titre, on voit qu'il s'agit d'hématuries abondantes jusqu'à l'anémie, rebelles à tous les traitements employés : elles sont presque toujours d'origine rénale, à de rares exceptions près, et plusieurs fois, à défaut d'autre indice, le cystoscope a montré nettement le sang venant de l'uretère. L'observateur a recherché les causes habituelles des hématuries, et pour une raison ou pour une autre, ce diagnostic étiologique ne pouvant être établi, on parle d'hé-

maturie essentielle, d'autant plus facilement que quelquefois l'examen du rein a montré l'absence des lésions qu'on
espérait rencontrer. Et ainsi, les observations s'ajoutant
les unes aux autres s'est constitué le groupe des hématuries essentielles.

Que sont en réalité ces hématuries essentielles ?

En pathologie, tout phénomène a une cause ; et de ce
qu'on ne trouve pas cette cause, il ne s'ensuit pas qu'elle
fasse défaut. L'hématurie, quand elle se produit, doit avoir
quelque part sa raison d'être : si on ne la trouve pas, il y a
pour cela quelques raisons on peut par exemple mécon-
naître une lésion hématurique quand celle-ci est minime
et disproportionnée avec le symptôme qui la traduit : on
peut encore ignorer que telle altération insignifiante en
apparence est capable de produire l'hématurie, alors que la
pluralité d'observations identiques, leur rapprochement
par analogie, permet à des observateurs mieux documen-
tés de tirer des conclusions positives.

S'il en était ainsi, ce terme d'essentiel ne servirait qu'à
couvrir nos erreurs de diagnostic ou à masquer notre igno-
rance momentanée. Il vaudrait mieux alors le supprimer,
et donner à chaque observation la place qui lui appartient
dans le cadre des hématuries symptomatiques. En est-il
ainsi réellement ? C'est ce que l'analyse des observations va
nous montrer.

Un exemple pris au hasard va nous montrer avec quelles
réserves on doit prononcer le mot d'hématurie essentielle,
et avec quelle circonspection on doit s'avancer sur ce
terrain. Voici une observation de Picqué et Reblaub (1) qui
est particulièrement instructive : en 1895 ces auteurs communiquent au Congrès de chirurgie un fait d'hémophilie
rénale, c'est-à-dire d'hémorragie rénale sans substratum
anatomique. L'hématurie durait depuis un certain temps,
elle était totale ; la vessie est ouverte sans résultat, elle ne

(1) Picqué et Reblaub. — Hématurie rénale sans substratum anatomique. Congrès Français de chir., 1895, p. 530.

présente aucune lésion. Comme le rein gauche était un peu gros et sensible, on le met à nu, on l'explore. Il ne présente aucune lésion même à la coupe : il est suturé et conservé. A partir de la taille hypogastrique, les hématuries cessaient, et Picqué et Reblaub publiaient cette observation comme un exemple d'hémophilie rénale. Cependant la malade fut suivie, et Picqué communiquait à la Société de chirurgie (1) des renseignements ultérieurs extrêmement intéressants. « Chose curieuse, dit Picqué, trois ans après, la malade fut reprise d'hématurie. L'examen cystoscopique pratiqué de nouveau, démontra l'existence d'une tumeur vésicale placée au voisinage de l'uretère droit. La tumeur fut enlevée par la taille hypogastrique, et la malade est aujourd'hui complètement guérie. »

Il nous paraît évident que chez cette femme la cause de la première hématurie résidait dans la vessie ; jamais d'ailleurs lors des premiers examens, on n'avait pu prendre sur le fait le saignement de l'uretère. Et il est plus vraisemblable d'admettre ici que c'était ce même néoplasme qui était la cause de l'hématurie constatée trois ans avant. Sans doute la vessie ouverte alors avait paru indemne : mais nous avons vu des néoplasmes très petits, presque inappréciables, donner lieu à des hémorrhagies épouvantables, que seule la congestion pouvait expliquer. Le néoplasme ici était à son début, encore invisible, et nous nous croyons autorisés à retirer de la discussion des hématuries essentielles, cette observation très instructive et très intéressante.

Lorsque l'on aborde la discussion des hématuries essentielles, on se trouve en présence de deux catégories de faits : les observations publiées sous ce titre sont les unes des observations purement cliniques, les autres des observations à la fois cliniques et anatomiques. Dans les pre-

(1) PICQUÉ. — *Bull. et mém. de la Soc. de chir.*, 1898, p. 593.

mières, on n'a reconnu cliniquement aucune lésion rénale, et on a conclu que l'hématurie était *sine materia*. Dans les autres, on ne s'est pas basé sur la clinique seule pour affirmer l'intégrité du rein, on l'a découvert, mis à nu, quelquefois enlevé : et ce n'est qu'après avoir fait cette exploration négative, qu'on a conclu à une hématurie essentielle.

Or, au point de vue de la discussion, ces deux séries de faits sont de valeur très inégale. Les observations purement cliniques sont après tout des observations incomplètes : s'il est vrai qu'elles concernent des hématuries essentielles au sens propre du mot, il vient toutefois une objection à l'esprit et l'on se demande avec raison si on n'a pas méconnu la cause de l'hématurie, cause que l'examen du rein aurait peut-être révélée.

Avec les autres, au contraire, cette objection perd toute sa valeur. Ce sont des observations complètes, ce sont des faits à la fois *cliniques* et *anatomiques*. Ici, il n'y a plus seulement le contrôle obscur souvent, et parfois trompeur de la clinique, il y a l'appoint indispensable en l'espèce de l'examen anatomique, macroscopique ou histologique ; et de ces faits, on peut tirer des conclusions que les observations cliniques sont à elles seules impuissantes à fournir. Voilà pourquoi nous disons que ces faits ont, au point de vue de la discussion en cours, une importance de premier ordre.

De l'analyse de ces observations, il ressortira cette constatation, *c'est qu'à l'origine de ces hématuries dites essentielles, il y a presque toujours une lésion méconnue* ou jusqu'alors *inconnue*. Quelques rares observations seules font exception à cette règle ; et pour celles-ci la discussion reste ouverte.

Pour la facilité de la discussion, nous classerons en trois groupes les hématuries dites essentielles :

1° *Les observations purement cliniques* ;

2° *Les observations anatomiques avec lésions* ;

3° *Les observations anatomiques sans lésions*.

I

OBSERVATIONS PUREMENT CLINIQUES.

(Sans vérification anatomique).

Une série d'observations sont intitulées « hématuries essentielles » parce qu'on n'a rien trouvé comme cause. Mais la clinique est sujette à l'erreur, et ces constatations négatives ne sont pas suffisantes pour former l'opinion.

Dans plusieurs de ces observations, par exemple, l'origine vésicale ou rénale de l'hématurie est à peine élucidée, souvent non recherchée. Observations anciennes pour la plupart, observations incomplètes toujours, elles ne prouvent rien : elles ne peuvent être invoquées ni pour ni contre la doctrine des hématuries essentielles.

Que signifient par exemple ces hématuries dites des cavaliers, et dont Ambroise Paré (1) rapportait lui-même la première observation ? « Il y en a, qui pour avoir été longtemps à cheval, ont pissé du sang : je le sais par moi-même. Allant en poste au camp de Perpignan, étant près de Lyon, je pissais le sang tout pur. »

Klemperer, Fürbringer, Mankiewicz, Renvers récemment ont cité des faits de ce genre, d'hématuries à la suite de promenades à cheval, de courses à pied, de marches militaires ou de promenades à bicyclettes. Mais ces faits ne sont accompagnés d'aucuns commentaires ; l'hématurie a été passagère, et tous les cliniciens ont observé des faits de ce genre, trop rapides, trop fugaces pour qu'une observation minutieuse soit permise et qu'une conclusion ferme soit posée.

Egalement confuses et insuffisantes nous apparaissent les hématuries observées à la suite de fatigues ou d'excès.

(1) Cité par Rayer, t. I, p. 274.

Ainsi une observation de Lamothe, reproduite par Grellety (1) et par Roi (2),concerne un jeune homme, qui après
des prouesses nombreuses veut faire une nouvelle tentative de coït. A la suite de cette tentative, il urine du
sang, et l'hématurie se reproduit les jours suivants. Elle
guérit sans complications.

L'un de nous a observé un fait de même genre : il s'agit
d'un jeune homme de 26 ans que nous avons observé en
novembre 1898. Il a eu, il y a trois ans, une chaudepisse,
qui a duré six mois. Il a depuis six mois une chaudepisse
qui paraît à peu près guérie. Il y a six ans, alors que ses
organes génitaux étaient encore vierges de toute maladie,
il lui arriva de coïter jusqu'à huit fois dans une nuit, et de
faire ensuite par un temps très chaud, une course de huit
lieues à bicyclette. Il fut pris alors d'une hématurie terminale, qui pendant un an se reproduisit deux ou trois fois
par semaine surtout quand il buvait. Depuis cinq ans, il n'a
pas revu de sang malgré ses deux chaudepisses.

Qu'étaient ces hématuries dont la provenance vésicale
est probable, sinon démontrée? Cystite, urétrocystite, congestion prostatique, poussée de tuberculose ? Toutes les
hypothèses sont possibles. Mais on ne peut se baser sur des
faits de ce genre pour établir la doctrine de l'hématurie essentielle.

Nous ferons la même critique aux observations rapportées
par Raphaël Robinson (3) dans son mémoire : l'auteur les
cite à l'appui de sa théorie et pense que ces hématuries essentielles résultent des toxines et de la toxémie. Notre confrère a peut-être raison. Les hématuries par infection ou
par intoxication sont bien connues et nous leur avons donné
la place qu'elles méritent dans le premier chapitre. Mais
avant de conclure qu'une hématurie résulte de toxines en
circulation dans le sang, il faudrait être bien sûr aupara-

(1) GRELLETY. — Thèse de Paris, 1873.
(2) ROI. — Thèse de Bordeaux, 1893.
(3) RAPHAËL ROBINSON. — Loc. cit., p. 13 et suivantes.

vant que le rein qui saigne, surtout s'il est seul à saigner, ne présente pas d'autres lésions. Et en dehors d'un examen anatomique, on ne peut utiliser ces observations pour les besoins de cette discussion.

Plus intéressante à coup sûr, l'observation de Passet (1) cependant ne présente pas non plus une grande valeur. Elle a trait à une hématurie intermittente qui guérit par la cystotomie, sans qu'il y ait eu de lésions vérifiées et reconnues. Chez une femme nerveuse, non hémophile, une première hématurie paraît pendant les règles ; et se reproduit ultérieurement avec abondance. Passet l'examine en mars 1890 ; les mictions sont indolores, l'examen de la vessie reste négatif, les reins sont normaux, mais l'hématurie est terminale : il est probable que la vessie est en cause. L'hématurie s'arrête après une injection de nitrate d'argent.

Dix-huit mois après, en octobre 1891, l'hématurie paraît à nouveau.

On fait alors une exploration digitale de la vessie : à la hauteur de l'utérus, on sent une plaque dure, inégale, large comme une pièce de deux francs, qu'on prend pour une ulcération probablement tuberculeuse. La malade ne consent à la taille hypogastrique, que six semaines plus tard. Passet, à sa grande surprise, ne trouve rien d'anormal dans la vessie. Il fait alors le cathétérisme des uretères, et constate que le *sang vient du rein droit*. Il eût été rationel d'enlever ce rein, mais la malade n'était pas en état de subir cette seconde intervention qui fut différée.

Or à partir de ce moment, l'hématurie cesse complètement. Elle reparaît, il est vrai, en septembre 1893 ; mais pour quelques jours seulement et cède au repos au lit. Depuis (août 1894) la guérison se maintient.

Nous relevons ici une erreur de diagnostic : on croyait à une hématurie vésicale, et le sang venait du rein droit.

(1) PASSET. — Ueber Hæmaturie und renale Hæmophilie. (*Centralbl. f. die Krankh. der Harn und Sexual org.*, 1894, t. V, fasc. 8, p. 387.)

Mais ce rein droit, en quel état se trouvait-il ? on ne le dit pas. Sans doute l'exploration manuelle ne révélait rien d'anormal, les signes fonctionnels étaient nuls : mais nous rapporterons plus loin des observations où toutes ces constatations restaient négatives, alors que cependant il y avait des lésions positives vérifiées plus tard à l'examen histologique.

En l'absence de toute constatation, nous n'avons donc qu'à ranger sans conclure cette observation dans la catégorie des observations incomplètes, et partant sans grande valeur au point de vue de la discussion que nous abordons.

Voici encore d'autres observations qui sont intitulées essentielles, bien que dépourvues de constatations anatomiques. Comby, dans son article *Hématurie essentielle* du Traité des maladies de l'enfance (1), rapporte des observations de Dieulafoy, de Durando Durante et de Renault, pour lesquelles plusieurs interprétations sont possibles.

L'observation de Dieulafoy a trait à un jeune garçon de 15 ans qui urine du sang depuis deux ans. « Cette hématurie d'origine rénale, n'était pas continue, elle survenait tantôt sans cause apparente, tantôt à l'occasion de la moindre fatigue. L'enfant ne pouvait travailler deux heures debout sans avoir ses urines sanglantes, il ne pouvait faire la moindre course sans que l'hématurie se montrât. Sous l'influence de la térébenthine, l'hématurie disparut et depuis cinq ans elle n'est pas reparue.

« Il n'y avait, ajoute l'auteur, ni symptômes de lithiase, ni bacilles dans les urines, ni tumeur. » Cette observation, malgré cela, ne peut à notre avis être classée : nous verrons plus loin des faits anatomiques qui enlèvent à des observations cliniques de ce genre toute la valeur qu'on voudrait leur attribuer.

Les observations de Durando Durante (2) concernent des

---

(1) COMBY. — Traité des maladies de l'enfance, t. III, p. 410.
(2) DURANDO DURANTE. — *La Pædiatria*, 1892, n° 10, et *Ann. des mal. des org. gén. urin.*, t. XV, p. 443.

faits étiquetés *hématuries cycliques* de l'enfance, analogues à ceux que Grisolle (1) avait jadis signalés d'hématuries sans cause survenant chez les enfants et sans les
incommoder. Dans le premier cas, il s'agit d'un enfant de
11 ans, qui depuis 3 ans émet périodiquement des urines
sanglantes, et dans l'intervalle se porte bien. Dans le second, c'est un enfant de 4 ans, rachitique, qui urine du
sang depuis l'âge de deux ans. Les mictions sanglantes re-
viennent tous les deux mois. L'examen des urines révèle
des cylindres hématiques et des cristaux d'acide urique.
L'auteur pense que ces hématuries sont idiopathiques et
analogues à l'épistaxis chez les enfants.

Ces observations manquent de durée et de contrôle anatomique. Chez le premier, il est difficile de présumer la
cause prochaine de l'hématurie, l'auteur disant seulement
qu'il était de constitution faible. Chez le second, on peut
invoquer l'influence du rachitisme. D'après Raphaël Robinson, cette dyscrasie prédisposerait aux hématuries par
la décalcification du sang. Si cette interprétation était
vrai, on devrait voir plus souvent chez les rachitiques des
hémorrhagies par d'autres voies, des épistaxis ou des hémoptysies par exemple. Or les auteurs classiques ne signalent rien de pareil. Nous serions plutôt disposés à expliquer la tendance aux hématuries des rachitiques par la
phosphaturie abondante qui est une cause de congestion
rénale et par conséquent prédispose à la néphrite.

Il nous est impossible encore d'accepter comme essentielles les deux observations de Renault rapportées par
Comby dans le même article ; dans les deux cas, l'hématurie commença avec des poussées de purpura, et se conti-
nua sans que les taches de purpura se soient reproduites
dans un cas, mais dans le second elles accompagnèrent une
hémorragie intestinale. Comme l'observe Renault lui-
même, « on peut se demander si le processus pathogéni-

---

(1) GRISOLLE. — Cité par Roi, thèse de Bordeaux, 1893.

que (infectieux, toxique ou nerveux) que produit le purpura avec hématurie ne peut produire aussi l'hématurie
isolée. La persistance de l'hématurie dans un cas ne va pas
à l'encontre de cette hypothèse : on sait en effet combien
le purpura peut avoir une longue durée en dehors de toute
influence appréciable. »

En somme la plupart de ces faits sont passibles de plusieurs interprétations, et aucun d'eux ne peut servir à ap-
puyer la doctrine de l'hématurie essentielle.

II

OBSERVATIONS ANATOMIQUES AVEC LÉSIONS.

Tout autres se présentent les cas dont il s'agit ici : il y a
eu contrôle anatomique dans presque tous, la néphrectomie a été pratiquée ou au moins la néphrotomie ; *et dans
tous, on a constaté des lésions,* et la constatation de ces
lésions enlève à l'hématurie essentielle sa raison d'être.

On peut classer en cinq groupes les hématuries de cette
catégorie : ce sont 1° des hématuries par lithiase ; 2° des
hématuries par tuberculose ; 3° des hématuries par sclérose ; 4° des hématuries par rein mobile ; 5° des hématuries de la grossesse.

1° *Hématuries lithiasiques*.

Des calculs très petits, de simples graviers sont parfois
l'occasion d'hémorrhagies extrêmement graves, et absolument disproportionnées avec la cause qui les produit (1).

Telle est, par exemple, cette observation de Abbe, bien
connue et citée par tous ceux qui ont abordé cette question
des hématuries essentielles. Il s'agit d'un malade qui depuis cinq ans était atteint de coliques néphrétiques et d'hé-

(1) R. ABBE. — Communic. à l'Acad. de Méd. de New-York, 13 avril
1891. New-York. med. J. 16 mai 1891, t. LIII, p. 573.

maturies abondantes, devenues depuis deux ans surtout presque continuelles. L'examen cystoscopique montre que le sang vient de l'uretère droit. Incision exploratrice : ponctions négatives. Incision du rein et exploration avec le doigt. On trouve l'extrémité d'une pyramide tapissée d'une légère couche sablonneuse ; celle-ci fut grattée : suture de la plaie. Cessation des hématuries ainsi que des douleurs qui disparurent le quatrième jour pour ne plus reparaître.

La cessation des accidents à la suite de l'opération ne permet guère de douter de la relation de causalité existant entre l'incrustation d'une pyramide et l'hémorrhagie. Et l'intérêt de cette observation réside surtout dans la disproportion qui existe entre la lésion et les symptômes. Il est curieux en effet de voir une hémorrhagie profuse pour un peu de sable, alors que de gros calculs ne déterminent parfois aucun saignement ; il faut donc invoquer ici ou la congestion ou la néphrite chronique concomitante.

2° *Hématuries tuberculeuses.*

D'autres fois en présence d'une hématurie abondante, dangereuse par sa répétition ou sa durée, on a été conduit à pratiquer la néphrectomie et on a trouvé une lésion tuberculeuse : ainsi s'est constituée la forme hématurique de la tuberculose rénale.

Il s'agit bien entendu de cas dans lesquels il n'existait aucun signe physique, ni augmentation de volume, ni purulence des urines. L'hématurie semblait constituer le seul symptôme : elle paraissait essentielle. Et l'opération a montré des lésions manifestes.

Voici, par exemple, l'observation de Tuffier (1), qui un des premiers a attiré l'attention sur ces faits. Une femme de 42 ans a une première hématurie en 1888 : en 1889 et 1890 elle se reproduit sans aucun signe physique impor-

(1) TUFFIER. — *Ann. des mal. des org. gén. urin.*, 1893, p. 495.

tant, sans qu'il y ait de pus dans les urines. Après quelques hésitations légitimes, on pratique la néphrectomie. Le rein a des dimensions normales ; sa surface porte sur son bord convexe une bosselure peu saillante, blanchâtre, fluctuante. La paroi de ces abcès est exclusivement formée en dehors par la capsule propre du rein. Aux deux extrémités de l'organe, il y a deux petites saillies de même forme ; c'étaient des foyers de tuberculose, et l'inoculation fut positive.

Ici les lésions étaient visibles à l'œil nu, faciles à découvrir : il n'en va plus de même dans l'observation que Routier (1) rapporte en 1895. Sur une malade atteinte d'hématuries menaçantes, Routier ne pouvait faire un diagnostic précis. Il constatait seulement par la cystoscopie que c'était le rein droit qui saignait. « Je pris le rein à nu, dit-il, il me parut présenter un point dur, je l'enlevai. Le rein enlevé et coupé, je ne trouvai plus la lésion ; mais M. Pillet qui a examiné la pièce a vu que le sommet d'une papille présentait *une lésion tuberculeuse microscopique avec une artériole ouverte*. »

Dans un autre cas, Albarran (2) fait des constatations identiques : l'état général était excellent chez son malade, l'examen bactériologique restait négatif. Une large néphrotomie révèle cependant en un point de l'écorce une petite tache légèrement jaunâtre, et il se détermine à faire la néphrectomie. L'examen histologique montre que les substances corticales et médullaires étaient semées de petits tubercules miliaires crus. »

Reynier rapportait à la Société de chirurgie (3) (8 juin 1898) trois observations identiques, d'hématuries rénales chez des gens encore jeunes, et dont le diagnostic était difficile. Or dans ces trois cas il trouvait des lésions tuberculeuses. Chez son premier malade, il s'agissait d'une hémor-

---

(1) ROUTIER. — *Bull. et Mém. de la Soc. de chir.*, mars 1895.
(2) ALBARRAN.— Congrès de chirurgie, 1895, p. 536 et ibid., 1898, p. 634.
(3) REYNIER. — *Bull. et mém. de la Soc. de chir.*, 1898, p. 637.

rhagie consécutive à un traumatisme de la région rénale gauche, datant de plusieurs mois. Le rein était douloureux. Il fit une néphrotomie, et l'on ne vit que des lésions de néphrite ; les douleurs et l'hémorrhagie disparurent, il est vrai, mais peu de temps après, des lésions de tuberculose se produisaient sur le poignet, sur l'épaule et enfin dans les poumons. La tuberculose rénale, de son côté évoluait, et il devenait évident que les premières lésions du rein étaient d'origine tuberculeuse.

Dans son second cas, il s'agissait encore d'hématurie avec des urines claires dans lesquelles les examens microscopiques et chimiques ne révélaient rien de suspect. Le rein fut mis à nu : il paraissait normal ; mais une fois qu'il fut amené dans la plaie, Reynier vit une caverne tuberculeuse qui cachée sous les côtes était auparavant peu visible ; le rein fut enlevé et le malade guérit.

Voilà donc deux observations dans lesquelles l'hématurie rénale se présentait avec des caractères tels qu'elle semblait essentielle. Et le rein enlevé, on a trouvé des lésions absolument évidentes de tuberculose au début. Lésions minimes sans doute, disproportionnées avec l'importance du symptôme révélateur, mais lésions largement suffisantes en tous cas pour enlever à ces hématuries le caractère d'essentiel, qu'à une autre époque, qu'avec une exploration moins minutieuse, on aurait été en droit de leur assigner.

Ces faits rentrent aujourd'hui dans la catégorie des tuberculoses rénales à forme hématurique ; tuberculoses par infection descendante et dont l'hématurie peut être le seul symptôme, en l'absence de la douleur, de la pyurie, sans qu'il y ait encore de bacilles dans les urines.

Ces faits nous permettent d'interpréter d'autres observations dans lesquelles les lésions ont été méconnues. Ainsi Stavely (1) publie et Harris rapporte une observation

_____

(1) STAVELY. — *Bull. Johns Hopkins Hospital.*, 1893, IV, n° 29.

d'hématurie sans cause survenant chez une femme de 39 ans : le rein est mis à nu, on n'y trouve rien. La malade guérit de l'hématurie : mais il s'agissait d'une femme qui était manifestement tuberculeuse et avait de temps en temps des hémoptisies.

Selon toute vraisemblance, il y avait dans le rein des lésions de tuberculose au début : et ce fait que l'hématurie a cessé après la néphrotomie ne prouve pas contre cette interprétation.

Malgré les doutes que soulève l'auteur, c'est de la même interprétation que nous croyons passible l'observation intéressante que Debaisieux (1) intitule « hématurie essentielle » et qui fait l'objet de son intéressant mémoire. L'hématurie était le seul symptôme, les urines ne contenaient en dehors du sang rien d'anormal ; il n'y avait ni pus, ni cylindres, ni cristaux, mais seulement une faible quantité d'albumine en rapport avec la quantité de sang éliminée. Les cultures restent stériles. Et cependant c'est le rein droit qui saigne ; il est douloureux. Debaisieux fait la néphrotomie, il explore le rein extérieurement, l'incise, sonde l'uretère, va jusque dans la vessie sans trouver aucun calcul. Il remarque seulement sur la muqueuse du bassinet deux *petites saillies grosses comme une tête d'épingle, demi-transparentes* ; il ferme le rein. La guérison se maintenait depuis deux ans et demi lorsque l'observation fut publiée.

Et Debaisieux conclut que l'hématurie était essentielle. Mais que sont ces petites saillies sous-muqueuses ? on ne le sait pas. Et dans ce rein, qui a été seulement néphrotomisé, n'y avait-il pas des lésions similaires, également minimes, et que l'exploration a laissées ignorées ? c'est une hypothèse ; mais l'interprétation de Debaisieux est aussi une hypothèse, et contre celle de l'auteur, s'élève la constatation de ces lésions minimes, que nous avons tendance

(1) DEBAISIEUX. — *Ann. de la Soc. belge de Chir.*, 15 janv. 1898.

au contraire à rapprocher des lésions aussi insignifiantes citées plus haut, dont l'examen histologique a révélé la nature tuberculeuse et l'influence sur la détermination de l'hématurie.

3° *Hématuries par sclérose rénale.*

Plusieurs chirurgiens se trouvant en présence d'hématuries essentielles, c'est-à-dire d'hématuries sans cause apparente ou appréciable, abordent le rein par la voie lombaire et l'enlèvent. Le rein est examiné ; il est atteint de néphrite. Après l'opération, l'hématurie cesse, il faut donc conclure que c'est la sclérose rénale qui était la source de l'hémorrhagie. Et voilà autant d'hématuries essentielles qui sont à ranger encore parmi les hématuries symptomatiques avec lésions. Tels sont les faits qui composent cette troisième catégorie.

A la séance de la Société de chirurgie du 1er juin de l'année dernière, Pousson (1) communiquait l'observation d'une malade de 23 ans, qui depuis plusieurs mois présentait des hématuries considérables avec caillots. La vessie était normale ; du côté des reins, il n'y avait rien à noter, mais le cystoscope montrait que le saignement venait du rein droit. Pousson supposait une tuberculose rénale primitive ou un épithélioma du bassinet, mais ce n'étaient là que des suppositions. Le rein fut mis à nu : il était gros et congestionné. On le fend sur son bord convexe, et à la coupe on constate quelques taches ecchymotiques. Malgré que ces lésions sont fort minimes, Pousson se décide à enlever le rein. Or l'examen histologique révèle des altérations manifestes de néphrite: « on voit *une abondante prolifération conjonctive* étouffant les vaisseaux de l'appareil glomérulaire, qui lui-même présente de l'en-

---

(1) POUSSON. — Des phénomènes congestifs dans la pathogénie des hémorrhagies. *Bull. et mém. de la Soc. de chirurgie*, 1898, p. 590.

dopériartérite : ailleurs, on voit les glomérules chargés d'hématies, et quelques-uns ayant rompu les vaisseaux se sont répandus dans la capsule de Bowmann. »

Poirier, quelques semaines plus tôt, avait communiqué à la Société de chirurgie une observation identique (1). Hématuries abondantes appréciables chez un homme de 48 ans : on cherche en vain la cause de cette hématurie du côté de la vessie et des reins. Le cystoscope montre seulement que le saignement vient du rein droit. A l'incision, le rein se présente avec un volume normal, une surface mamelonnée déjà granuleuse, parsemée çà et là de petits kystes. Le rein est enlevé : le malade guérit, mais devait mourir deux mois plus tard de congestion pulmonaire. Le rein enlevé fut examiné par Letulle qui y trouva les lésions ordinaires de la néphrite chronique.

Il est probable que la mort du malade est imputable aux lésions concomitantes du second rein ; il est à noter, en effet, que l'analyse des urines avant l'opération avait révélé une modification dans la quantité (polyurie de 3 litres), et une altération de la qualité (1 gr. 23 d'albumine par litre) ; les hématuries cessèrent après la néphrectomie, la néphrite chez ce malade était donc bien la seule cause des hématuries.

Mêmes lésions de néphrite sont rencontrées sur la malade, dont Potherat (2) rapproche l'observation de celle de Pousson. Cette femme, âgée de 52 ans, perdait depuis dix-huit mois du sang avec les urines et en si grande abondance qu'elle était dans un état d'anémie extrême. Le rein droit est un peu gros. Il y a dans les urines une certaine quantité d'albumine, peu abondante, mais appréciable. Le rein est enlevé : après l'opération, l'anurie reste quelque temps presque complète, mais la malade finit par se remettre. Le rein présentait des lésions de néphrite interstitielle et parenchymateuse.

(1) POIRIER. —Bull. et mém. de la Soc. de chir., 1898, p. 462.
(2) POTHERAT. — Bull. et mém. de la Soc. de chirur., 1898, p. 634.

Demons (1) a communiqué au Congrès de chirurgie de 1898 l'observation d'une hématurie qui paraissait aussi essentielle : elle se manifestait comme le seul symptôme morbide chez une femme de 27 ans ; l'urine était également colorée pendant toute la durée de la miction ; il y avait des caillots, mais on ne constatait aucun phénomène douloureux du côté de la vessie : il n'y avait aucun trouble de la miction.

L'examen approfondi des reins reste également négatif. On reconnaît au cystoscope que le sang vient du rein gauche, mais on ne trouve pas dans les urines de cylindres rénaux : on note seulement un peu de globuline. Et ce détail est à souligner d'autant plus que, dans les observations précédentes, il y avait toujours une certaine quantité d'albumine.

Cependant l'hématurie dure toujours : l'anémie s'accroît, il y a danger. Demons enlève un rein qui présente seulement à sa surface quelques cicatrices gaufrées : et la guérison se produit sans incidents.

Le rein enlevé est plus petit qu'à l'état normal : les conclusions de Sabrazès, qui en fait l'examen histologique, sont celles-ci : « Sclérose du rein avec prédominance des lésions dans les glomérules et le long des tubes collecteurs. Les hémorrhagies résultent des ruptures glomérulaires. »

Voici encore l'intéressante observation de Keersmaecker (2) : il s'agit encore d'une néphrite mixte à type hémorrhagique, et qui, pendant deux ans et demi, donna lieu à des hématuries considérables. Le palper du rein ne dénotait rien d'appréciable : les urines examinées au microscope contenaient des globules rouges, des globules blancs, des cylindres hématiques et des cellules épithéliales, mais pas de cylindres urinaires. La malade ne dut sa guérison qu'à la néphrectomie, qui révéla en même temps qu'elle la supprima, la cause des hématuries.

(1) DEMONS. — *Loc. cit.*, p. 403.
(2) DE KEERSMAECKER. — *Ann. de la Soc. belge de Chir.*, 15 déc. 1897.

Enfin une observation d'Oliver (1) mérite d'être rappro-
chée des précédentes : un malade qui saignait depuis quatre
ans est néphrotomisé, et le rein est trouvé sain à part un
tout petit kyste du volume d'un pois. Mais ce malade meurt
de l'opération, et à l'examen histologique on trouve des
lésions manifestes de néphrite interstitielle.

La néphrite se révèle encore évidente sur le rein dont
Stavely communique l'observation (2me cas). Le rein n'est
pas enlevé parce qu'il paraît sain, mais on prélève un frag-
ment : Flexner l'examine au microscope, et on trouve de la
sclérose des tubes, de l'atrophie des glomérules, etc.

Dans les sept observations qui précèdent, le rein a été
examiné histologiquement, et l'examen a toujours révélé
des lésions formelles et complexes de néphrite chronique.

Voici maintenant d'autres observations qui sont absolument comparables aux précédentes avec cette différence
que le rein n'a pas été enlevé ; il a été seulement néphrotomisé. Il ne semble pas douteux malgré cela qu'il ne s'a-
gisse de néphrite.

Sur un de ses malades hématuriques, Albarran (2)
reconnaît qu'il n'y avait pas de calcul ni de tuberculose.
Mais les urines contenaient avant l'opération 0,20 cen-
tigrammes d'albumine par litre, à deux litres par jour et
quelques rares cylindres. L'hématurie persiste malgré le
régime : le rein est mis à nu, on n'y constate aucune
lésion appréciable sauf quelques adhérences de la capsule
propre. Le malade guérit de l'opération : mais un an et
demi après, il urine encore abondamment du sang pendant deux ou trois jours. Lors de plusieurs examens suc-
cessifs, on constate des cylindres granuleux plus nombreux
qu'autrefois et de l'albumine dont la proportion varie de
0,30 à 0,60 par litre.

(1) OLIVER. — *International Clinics*, october 1895, p. 59.
(2) ALBARRAN. — *Ann. des mal. des org. gén. urin.*, 1898, p. 466.

Le fait observé par Taylor de Williamsville (1) est identique: hématurie continue chez un homme de 50 ans,
il n'y a aucun symptôme urinaire. *Mais il y a un peu
d'albumine dans ces urines.* Le rein est fendu : il est
sain et l'hématurie cesse peu de temps après. L'auteur croit
à une hématurie angionévrotique. Pour nous, au contraire,
nous nous demandons s'il ne s'agit pas d'une néphrite
chronique: on ne peut l'affirmer, on peut le soupçonner.

Il en est de même dans une seconde observation d'Albarran (2), malgré qu'il n'y ait pas eu d'opération ; l'examen des urines révéla encore l'existence d'une grande
quantité de cylindres granuleux. L'hématurie ne datait que
de trois semaines : un mois avant, le malade avait eu la
grippe avec des symptômes intestinaux prononcés. Il est
donc très naturel de supposer qu'il s'agissait ici d'une néphrite infectieuse méconnue, avec hématurie.

Une observation de Potherat, rapportée dans sa com-
munication à la Société de chirurgie, concerne également
une néphrite ; et malgré qu'il n'y ait pas eu de vérification anatomique, l'observation clinique est assez positive. « Les urines, examinées avec toutes les précautions
nécessaires, contenaient de l'albumine en notable proportion : tous les viscères étaient sains. » L'hématurie, qui
durait depuis quatre ans, cessa brusquement au moment
même où Potherat se proposait de tenter une opération
exploratrice. Il est difficile d'interpréter ce fait autrement
que comme un exemple de ces hématuries par néphrite,
bien que les signes du mal de Bright n'aient pu être dé-
celés.

Et enfin, sans vouloir trouver la néphrite partout, nous
nous demanderons encore si la elle n'est pas en cause
dans l'observation de Harris (3), dans laquelle il n'y eut
non plus aucun contrôle anatomique : le malade, âgé de 51

(1) Cité par Harris, *loc. cit.*
(2) ALBARRAN. — *Loc. cit.*, p. 464.
(3) HARRIS. — *The Philadelphia med. Journ.*, 1898, p. 509.

ans, eut pendant quatre mois une hématurie abondante sans autre symptôme que de l'albuminurie et il guérit complètement sous l'influence du traitement médical.

En somme, toutes ces observations, sinon la dernière, s'accordent pour démontrer la relation de la néphrite chronique avec des hématuries abondantes, qu'à un examen même approfondi on aurait été tenté de premier abord de croire essentielles.

Que des néphrites infectieuses aiguës ou chroniques s'accompagnent d'hématuries, le fait est depuis longtemps connu : mais ce que les observations précédentes ont bien établi, c'est que la néphrite chronique peut se localiser à un seul rein, et se caractériser par un seul symptôme, l'hématurie. Cette donnée est formellement établie par les néphrectomies suivies de guérison ; elle vient jeter une certaine lumière sur la question des hématuries essentielles.

Il fallait le concours de l'opération pour cette démonstration, mais cependant nous trouvons dans Rayer (1) une observation (obs. II) qui est absolument analogue à celles que nous avons rapportées. Elle concerne un malade de 26 ans, qui mourut trois mois après avoir présenté des hématuries sans cause connue ou appréciable. A l'autopsie, on trouvait des altérations de néphrite chronique sur le rein gauche. Le rein droit paraissait sain. « Les lésions, conclut Rayer, étaient évidemment le résultat d'une inflammation chronique dont l'hémorrhagie était probablement indépendante. » Pour nous, au contraire, cette dépendance est nettement établie. Sans doute, l'examen histologique n'a pas été fait : on n'a pas ce critérium anatomique que d'autres observations ultérieures nous ont fourni. Mais, grâce à des observations ultérieures, nous sommes autorisés à conclure, par analogie, à l'existence

(1) RAYER. — *Loc. cit.*, t. III, p. 354. Obs. de Courtin.

d'une néphrite hématurique unilatérale, dont ainsi Rayer a publié, sans s'en douter, une des premières observations.

Il est donc actuellement bien établi que la sclérose rénale peut s'accompagner de poussées congestives assez intenses pour déterminer une hématurie, facilitée peut-être par la friabilité des vaisseaux de l'organe, et qui plus est, une hématurie susceptible, par son abondance et sa répétition, de mettre en danger les jours du malade. Dans ces hématuries de la sclérose, les symptômes propres à cette dernière maladie sont masqués à un tel point que l'hématurie paraît constituer la maladie tout entière, comme elle en est, de fait, l'élément le plus important. Les autres symptômes sont nuls ou peu marqués, et ceci s'explique. Dans plusieurs des observations que nous avons rapportées, la néphrite était unilatérale, puisque les malades ont survécu après la néphrectomie. L'autre rein étant intact ou à peu près, la sécrétion urinaire est normale, la quantité d'albumine est minime et les signes du brightisme font défaut. Aussi s'explique-t-on les erreurs de clinique qui ont fait prendre pour des hématuries essentielles des hématuries qui étaient manifestement en rapport avec des lésions.

Fort de ces données, que l'analyse des faits nous permet d'établir, nous sommes autorisés à reviser la classification de certaines observations anciennes : de ce nombre est par exemple l'observation de Sabatier (1) que l'auteur en 1886 intitulait : « Néphralgie hématurique », et qui est trop connue pour qu'il soit nécessaire de la publier à nouveau. Des douleurs persistantes, des hématuries essentielles chez une femme de 30 ans conduisaient en fin de compte à pratiquer la néphrectomie. La malade guérissait simplement à la suite de l'opération ; elle devait cependant dans l'avenir présenter des attaques comateuses, rappelant le coma urémique et ayant eu jusqu'à trois heures de durée. Rete-

(1) SABATIER. — *Rev. de clin.*, 1889, p. 62.

nons simplement l'examen du rein : nous citons textuellement, car le fait a son importance : « Le rein enlevé ne contenait aucun calcul ; à sa surface se dessinaient de larges
taches à contours tréflés, d'aspect graisseux, mais ces sec-
tions ne pouvaient déceler à l'œil nu l'existence d'une néphrite. La constatation de ces taches graisseuses nous avait
fait espérer que le microscope dévoilerait des lésions intenses, inflammatoires ou de dégénérescence. Cet espoir fut
déçu. La note qui nous fut remise par le laboratoire était
ainsi conçue : on constate dans ce rein quelque peu d'inflammation conjonctive sans aucune tendance à la suppu-
ration, mais déterminant plutôt de la sclérose ». Et Sabatier
concluait : « les lésions sont si peu affirmées que nous n'hésitons pas à reconnaître l'intégrité de l'organe enlevé » ; dès
lors il fallait invoquer l'influence du système nerveux, c'était
une néphralgie hématurique. Et l'un de nous (1), étudiant en
1891 les névralgies rénales, se faisait complice de cette erreur
parce qu'à ce moment nous ne connaissions pas comme
aujourd'hui la sclérose rénale comme facteur d'hématurie.
Depuis lors, les faits ont parlé, et nous n'hésitons pas à
retirer du cadre des névralgies, aussi bien que des hématuries essentielles, une observation très explicite qui a eu le
seul tort de paraître la première et de rester longtemps isolée
et sans appui.

La sclérose rénale nous paraît être aussi la cause de certaines hématuries qu'on a vues longtemps persister à la
suite d'une contusion rénale. Pour celles-ci encore le mot
« d'essentiel » a été prononcé, parce que la relation n'ap-
paraissait pas évidente entre le traumatisme et l'hématurie.
Une observation de Nimier (2) vient dissiper ces hésitations. Un jeune homme de 17 ans est renversé par un choc
qui l'atteint à la partie antérieure gauche de l'abdomen.
Huit jours après l'accident, première hématurie. Pendant

(1) LEGUEU. — Des névralgies rénales. *Ann. des mal. des org. gén.-
urin.*, août, sept., nov. 1891.
(2) NIMIER. — *Bull. et Mém. Soc. de chir.*, 8 juin 1898.

quatre ans, cette hématurie persiste avec des intermittences, et des périodes d'aggravation provoquées par le travail. L'hématurie est totale : la vessie est absolument saine. Le rein gauche est mis à nu : on y trouve au palper une légère induration et le rein est sacrifié. Mais l'hématurie continue plus tard, quoique moins intense qu'auparavant. Le rein enlevé présente au niveau d'une papille indurée, un peu de sclérose, les tubes sont sains, leur épithélium est normal, leur lumière libre. En un seul point, on aperçoit une *prolifération intense et diffuse de cellules embryonnaires*, sans lacs sanguins.

Ces lésions, quoique minimes et partielles, suffisent, pensons-nous, à l'interprétation de ce fait : à la suite du traumatisme, la sclérose s'est constituée et a été l'origine de l'hémorrhagie. La continuation de l'hémorrhagie s'explique par des lésions similaires de l'autre côté. Voilà donc encore un fait où la gravité d'une hématurie post-traumatique paraissait inexplicable, et qui trouve sa raison dans des lésions minimes, mais certaines.

Enfin nous placerons encore ici, pour la rapprocher des précédentes, l'intéressante observation de Senator (1). Il l'intitule, il est vrai, « Hématurie hémophilique », mais la lecture de cette observation autorise à certaines réserves au sujet de ce qualificatif invoqué. Une femme de 19 ans présente pendant quelques mois de l'hémoglobinurie ; en 1889 l'hématurie vraie paraît. Elle persiste avec abondance, quoique intermittente, et au bout d'une année cette malade pâle, anémiée, mais non amaigrie se présente à Senator. On ne trouve rien d'anormal dans aucun viscère ; et après avoir éliminé les affections viscérales, les tumeurs, la tuberculose, Senator conclut à l'hémophilie en raison des antécédents héréditaires très nets, que la malade présente en ligne paternelle.

Le traitement médical reste sans effet : un examen sous

(1) SENATOR. — Ueber renale Hæmophilie. *Berlin. klin. Woch.*, 5 janv. 1891, t. XXVII, p. I.

chloroforme reste négatif. Cependant, au cystoscope on voit le sang sourdre de l'uretère droit. En raison de la persistance de l'hématurie, on se décide à pratiquer une opération et Sonnenburg enlève le rein, qui paraît sain. La malade guérit de son hématurie. Mais l'examen histologique, pratiqué par Israël, démontre qu'il existe « *quelques petits îlots profonds et limités de néoplasie interstitielle.* »

Ces lésions nous paraissent suffisantes, quelques minimes qu'elles soient, pour que l'hémophilie soit reléguée au second plan, et pour que la même interprétation soit donnée à ce fait qu'aux précédents : c'est-à-dire *la néphrite causant l'hématurie*, et *l'hématurie paraissant hémophilique* parce que les lésions ne sont pas reconnaissables en clinique, mais seulement visibles au microscope.

4° *Hématuries du rein mobile.*

Voici maintenant une autre catégorie d'hématuries pseudo-essentielles, et pour lesquelles le criterium anatomique nous engage à admettre une cause jusqu'alors méconnue d'hématuries : nous voulons parler du rein mobile.

Ces hématuries ne sont pas fréquentes : Albarran (1) n'en rapporte que sept observations : et encore celles-ci sont-elles à réduire à six, puisque la malade de Picqué et de Reblaub (2) était atteinte d'un petit néoplasme vésical qui avait passé inaperçu lors des premières explorations et fut opéré plus tard. Il reste donc 1 cas de Guyon, 2 de Newmann, 1 cas d'Israël et 2 cas d'Albarran ; en tout, six cas.

Ces observations sont presque identiques : hématurie sans lésions appréciables, mais on constate un rein mobile, le rein est fendu et paraît intact : on le fixe et l'hématurie disparaît.

---

(1) ALBARRAN. — *Ann. des mal. des org. gén. urin.*, mai 1898, p. 468.
(2) PICQUÉ et REBLAUB. — *Cong. de chir.*, 1898, et *Bull. de la Soc. de chir.*, 1er juin 1898.

Telle est par exemple l'observation d'Israël (1) : une femme de 52 ans avait deux reins mobiles avec crises douloureuses. Le 15 janvier 1893, survient une première hématurie, sans douleur, assez abondante : elle dure jusqu'au 26 janvier. Le rein gauche est très abaissé, son pôle inférieur atteint la ligne ilio-ombilicale. L'examen cystoscopique, pratiqué par Nitze, montre que le sang vient de l'uretère gauche.

Après incision lombaire, le rein paraît normal au palper : la néphrotomie reste également négative et montre seulement une vascularisation anormale et quelques ecchymoses du bassinet et du parenchyme rénal. Suture du rein au catgut.

A partir de ce jour, l'hématurie va en diminuant : au septième jour, on n'en retrouvait plus trace : un an après, elle n'avait pas reparu.

Guyon (2) constate sur une femme de 38 ans, une hématurie sans cause appréciable en août 1892 : les mictions sanguinolentes se prolongent presque sans interruption jusqu'en avril 1894 en dépit de tous les traitements ; le rein droit est mobile et sensible à la palpation. Guyon pense à un néoplasme et pratique l'incision exploratrice le 29 avril 1894. Le rein est trouvé normal, mais son extrémité supérieure est fortement adhérente et doit être libérée aux ciseaux. On fixe le rein ; le lendemain, les urines sont encore rouges. Elles redeviennent claires le surlendemain et l'hématurie ne reparaît plus.

Deux fois Albarran (3) intervint dans les mêmes conditions pour des hématuries répétées, abondantes, venant du rein droit et s'accompagnant de douleurs très nettes. Après incision de la paroi, le rein fut attiré dans la plaie et

(1) ISRAEL. — Erfahrungen ueber Nierenchirurgie. *Archiv. für klin. Chir.*, Berlin, t. 47, p. 429.

(2) GUYON. — *Loc. cit.*

(3) ALBARRAN. — *Loc. cit.*, p. 468.

fendu largement : on ne put découvrir aucune trace de lésion, mais le rein était nettement mobile.

Les deux observations de Newmann sont identiques.

La coexistence de l'hématurie avec le rein mobile, l'influence de la néphrorraphie nous semblent une raison suffisante pour admettre que le rein mobile est susceptible
par lui-même de produire le saignement.

Cette relation du rein mobile avec l'hématurie étant établie, il devient difficile de préciser le pourquoi de l'hématurie dans ces conditions.

Dans certains cas cependant, il est indéniable qu'il y
avait à la fois rein mobile et néphrite : ainsi, dans l'observation de Newmann, il est spécifié que l'urine contenait des
cylindres épithéliaux et de l'albumine.

Mais en dehors de la néphrite, la congestion seule peut
suffire, la congestion qui joue un rôle important dans la
pathogénie des accidents de la néphroptose. Malgré les réserves de Terrier et Baudoin (1), la torsion du pédicule
vasculaire du rein mobile est incontestable dans quelques
observations ; et cette complication peut expliquer certains
phénomènes douloureux et aussi l'hématurie.

Enfin l'hématurie peut être encore rattachée à la rétention rénale concomitante.

L'hydronéphrose en effet est par elle-même, ou du
moins par la congestion dont elle s'accompagne, une cause
d'hématurie. Dans leur important travail sur « l'*Hydronéphrose intermittente* », Terrier et Baudouin signalent
quatre cas parmi les 83 observations analysées, où l'hématurie fut notée : 1 cas de Lloyd, 1 de Fürbringer, 1
cas de Zawisza et 1 de Terrier. Depuis lors Andersen, Lauenstein (2) et d'autres (3) ont rapporté des observations

(1) TERRIER et BAUDOUIN. — *De l'hydronéphrose intermittente*. Paris,
1891, p. 147.
(2) LAUENSTEIN. — Zur Chirurgie der Nieren. (*Deuts. med. Woch.*,
Leipzig, 1897, n° 26, p. 269.)
(3) ALBARRAN. — *Traité de chir. clinique et opératoire*. Paris, Bail-
lière, 1899, t. VIII, p. 797.

identiques. Dans le fait de Lauenstein, les douleurs et l'hématurie dataient de douze ans : on ne trouva au cours de
l'opération que la dilatation du bassinet.

Quoi qu'il en soit de ces hypothèses, la relation de la néphroptose avec l'hématurie est indiscutable : qu'il s'agisse
de congestion simple, d'étranglement rénal, ou d'hydronéphrose intermittente, il ne saurait être question ici d'hématurie essentielle.

4° *Hématuries de la grossesse.*

Faut-il considérer comme essentielles ou rapporter à la
congestion ou à l'inflammation les curieuses hématuries
observées pendant la grossesse et l'allaitement sur lesquelles Guyon (1) a appelé l'attention dans ses *Leçons cliniques ?*

La malade de Guyon fut observée à l'hôpital Necker et
opérée par Albarran. Cette femme eut trois grossesses,
l'une en 1887, une seconde en 1894, la dernière en 1896.
Pendant sa seconde grossesse, les urines deviennent noires
pendant quinze jours. Durant sa troisième grossesse, vers
le troisième mois, survient une hématurie qui dure trois
semaines. Trois mois après l'accouchement, la malade al-
laitait, elle est prise la nuit d'une hématurie totale qui persiste pendant cinq mois. Elle entre exsangue à l'hôpital
Necker : Albarran l'opère, pensant trouver un néoplasme.
On ne trouva qu'un peu de mobilité du rein, qui, extériorisé
et incisé, parut sain dans toutes ses parties : il fut réintégré
dans sa loge, et la malade guérit.

Guyon cite à ce propos deux autres cas d'hématuries
pendant la grossesse, qu'il avait observées avec Champetier de Ribes. Dans toutes ces observations, les malades
jouissaient d'une santé parfaite en dehors de leurs grossesses et n'avaient jamais pissé de sang.

(1) GUYON.— Sur des hématuries rénales et vésicales. (*Ann. des mal.
des org. gén.-urin.*, t. XV, p. 125, 1897.)

— 46 —

Quelques autres observations ont été signalées depuis par Tridondani (1), Daudois (2) et Treub : l'observation de Tridondani est cependant distincte des autres, puis-
qu'il y est spécifié que l'hématurie était d'origine vésicale
et si abondante, qu'elle força à pratiquer l'avortement.

Quant au fait de Treub, communiqué à la 7ᵐᵉ session de
la Société obstétricale de France (3) il concerne une hématurie observée dans le cours de la grossesse et sans lésion probable du rein. Treub attribue cette complication
à une hypérémie active ou passive et pense que le pronostic doit être réservé à cause de l'hypérémie qui peut ré-
sulter de la perte de sang.

La pathogénie de ces hématuries reste discutable : en
laissant de côté le cas de Tridondani, qui a trait à une
hémorrhagie vésicale, et sans détails suffisants ; sans tenir
compte de l'une des observations de Champetier de Ribes,
où il est dit que la malade était chylurique et où l'on peut
penser qu'il s'agissait d'une hématurie parasitaire, nous
restons en présence des observations de Guyon, de Daudois, de Treub, dans lesquelles le rein fut examiné, ou
même ouvert (Daudois) et trouvé sans lésion.

S'agit-il d'une congestion en quelque sorte physiologique ? Ou bien n'y-a-t-il pas en même temps inflammation
interstitielle ou parenchymateuse de l'organe. L'influence
de la grossesse sur l'état des reins, influence dont l'albuminurie est la marque extérieure ; l'intermittence de l'hématurie, sa répétition au cours de la grossesse, sa disparition dans l'intervalle, nous portent à adopter cette seconde
hypothèse. Quoi qu'il en soit, la pathogénie de l'hématurie
liée à la grossesse est une question qui reste ouverte et qui
ne pourra être tranchée que par de nouvelles observations.

(1) Tridondani. — *Gazetta medica di Pavia*, n° 12, 1892.
(2) Daudois. — De l'hématurie essentielle. (*Ann. de la Soc. belge de chir.*, 15 janv. 1898.)
(3) *Bulletin médical*, 19 avril 1899; p. 379.

Mais toutes réserves faites sur ces dernières, et c'est là ce qui se dégage de tous ces faits, toutes les fois que l'on a eu l'occasion d'examiner le rein pour une hématurie durable et abondante, on a trouvé des lésions de lithiase, de tuberculose, de sclérose rénale, ou de néphroptose.

En somme, il y avait *lésion* et le qualificatif d'essentiel attribué à l'hématurie, cachait une erreur ou méconnaissait une cause d'hématurie.

III

OBSERVATIONS ANATOMIQUES SANS LÉSION.

La liste des observations d'hématurie essentielle n'est pas épuisée avec la sélection qui précède. Et nous restons en présence des observations d'hématurie pour lesquelles *la constatation anatomique a été faite et est restée négative*. Ce sont des hématuries sans lésions. Elles sont peu nombreuses, il est vrai, le travail de révision auquel nous nous sommes livrés les a réduites à cinq (Schede, Klemperer, Broca, Loumeau, Debersaques). Ce sont les seules qui, pour le moment au moins, restent à l'actif des hématuries essentielles.

Ces observations méritent à cause de leur importance d'être citées presque textuellement.

L'observation de Max Schede (1) a trait à un homme de 50 ans, de bonne santé habituelle qui en 1889 après l'ingestion d'une boisson froide fut pris d'une hématurie. Elle cessait d'abord par le repos au lit pour reparaître dès que le malade se levait, et peu à peu s'aggrava au point de devenir continuelle. A l'examen, on ne trouve rien du côté de la vessie. Le diagnostic reste hésitant entre un calcul rénal, une tuberculose ou un cancer au début.

(1) SCHEDE. — Neue Erfahrungen ueber Nierenextirpation, obs. IV. *Jahrb. des Hamburger Stadtkrankenhauses*, I. Jahrg: 1889, tir. à part, p. 13.

Cependant on n'avait aucune donnée sur la localisation ;
il y avait toutefois quelques douleurs du côté du rein gauche. Schede pour cathétériser l'uretère fait la taille hypogastrique, il voit que c'est l'uretère gauche qui saigne et
enlève le rein. Guérison opératoire. Cessation de l'hématurie. Le rein était anémié et parsemé de quelques pétéchies. Rien à l'examen histologique.

Une autre observation identique est rapportée par Klemperer (1),elle est assez brève : « Un jeune homme sans antécédents hémophiliques eut pendant des semaines des hématuries. L'examen cystoscopique permit de reconnaître
qu'elles venaient du rein gauche. Cet organe fut enlevé et
tout le monde put constater qu'il était normal même à
l'examen histologique. »

L'observation que Broca (2) en 1894 a publié est très
intéressante ; en voici le résumé :

Femme de 28 ans, sans antécédents héréditaires ou per-
sonnels. En juillet 1890, un mois après le sevrage de son
enfant, elle est prise d'hématurie. Le sang paraît intime-
ment mélangé à l'urine, l'hémorrhagie va en s'aggra-
vant. En même temps elle éprouve des douleurs rénales,
bilatérales, mais très marquées à droite ; celles-ci sont caractérisées par des pesanteurs et ne ressemblent pas à des coliques néphrétiques.

Jusqu'en septembre 1891, la malade continue son travail : à cette époque, la recrudescence des douleurs et de
l'hématurie la force à s'arrêter.

Le rein droit est douloureux à la pression, sans être
hypertrophié ni abaissé. L'hématurie est totale, spontanée ;
il n'y a rien à la vessie. Le diagnostic porté fut néoplasme
ou tuberculose au début.

Les urines sont examinées par Vaquez, qui remet la note

(1) Klemperer. — *Deutsche mediƶ. Woch.*, 1897, no 10.
(2) BROCA. — Hémophilie rénale et hémorrhagies rénales sans lésions
connues. *Ann. des mal. des org. gén. urin.*, déc. 1894.

suivante : « Urines sanglantes avec hématies et globules
blancs sans pus. Cylindres de diverses matières, surtout
épithéliaux, granuleux. Pas de cylindres colloïdes. Quelques blocs épithéliaux venant du rein. Cristaux en petit
nombre. Pas de bacille de Koch. En somme rien ne prou-
vant soit tuberculose soit cancer : *L'urine ressemble à
celle d'une néphrite aiguë.*

Le traitement médical reste sans effet, et une incision
exploratrice est pratiquée ; le rein apparaît normal, sans
adhérences, sans indurations de surface. Rien au bassinet,
rien à l'uretère. Broca juge inutile de fendre et d'enlever
ce rein.

La plaie est fermée. La première miction après l'opération fut sanglante. Mais ce fut la dernière hématurie. Depuis, les urines sont restées normales à tous égards : pas
de sang, pas d'albumine. Ni polyurie, ni oligurie.

Cette malade a été suivie : l'hématurie n'a pas reparu, et
en 1898 la guérison restait définitive.

Une observation de Loumeau (1) est par beaucoup de
points analogue à la précédente. Il s'agit encore d'une
femme de 32 ans, nullipare, sans antécédents tuberculeux ni lithiasiques, mais sujette aux douleurs rhumatis-
males et aux hémorrhagies nasales et hémorroïdales surtout
à l'époque des règles, quand ces dernières sont en retard
ou peu abondantes. Des hématuries apparaissent en 1897
et se continuent en 1898 avec un peu d'endolorissement
dans la région du rein gauche. L'analyse des urines ne révèle pas de bacilles de Koch ; rien à la vessie ; le rein gauche, qui saigne (on s'en assure par l'examen cystoscopique) est seulement douloureux au palper.

Néphrotomie le 10 juin : le rein est fendu, il ne présente ni tubercules ni traces appréciables de tissus suspects.
Tamponnement à la gaze du rein conservé, à partir de ce

(1) LOUMEAU. — 12ᵉ Congrès de chirurgie, Paris, 1898, p. 413.

moment, l'hématurie n'a plus reparu : quatre mois après, les urines restaient encore limpides.

Enfin voici une cinquième observation récemment publiée par Debersaques (1) sous le titre « d'hématurie essentielle ».

Il s'agit d'un homme de 38 ans, sans antécédents, sans passé urinaire, sans hémophilie ; il se rappelait avoir eu quelques vagues douleurs dans le flanc gauche vingt ans avant. Il commença à uriner du sang en 1889 d'abord d'une façon intermittente.

C'est surtout depuis ces trois dernières années que les douleurs ont pris un caractère violent et paroxystique. Elles débutent d'une façon constante à la région rénale gauche, se dirigent vers l'aîne du même côté pour se perdre en général dans les parties génitales. La douleur est extrêmement vive et persiste pendant plusieurs heures ; elle diminue dans le décubitus dorsal.

Les accès se sont parfois prolongés pendant deux, trois et même quatre jours, ne laissant au patient qu'une rémission toute fugace. La répétition de ces accès ne laissait pas à ce malade plus de trois à quatre jours de répit complet par mois.

L'hématurie coïncidait avec les douleurs, les précédant ou les suivant. Dans l'intervalle, l'urine avait une composition normale.

La santé s'affaiblissait, le malade avait en quinze mois perdu 12 kilogs.

L'exploration est partout négative, sauf au niveau du rein gauche qui apparaît douloureux et légèrement mobile.

Le rein est mis à nu par une incision lombaire : la glande a son volume normal. La capsule paraît tendue, et à l'incision le tissu rénal se montre très congestionné. Le

(1) DEBERSAQUES. — *Ann. de la Soc. belge de chir.*, juill. 1898.

rein est fendu, le bassinet ouvert : on ne constate rien d'a-
normal, ni du côté de l'uretère qui est cathétérisé.

Le rein est suturé et abandonné.

Il y eut encore un peu de sang dans les urines à la suite
de l'opération : depuis lors, et sous un contrôle complet,
journalier, pendant trois semaines, elles ont gardé une
composition normale.

L'opération remontait à six semaines, lorsque l'observation fut publiée, et jusqu'à ce moment les accès ne s'é-
taient pas manifestés même par la plus bénigne réminis-
cence.

Telles sont les observations que nous avons trouvées,
d'hématuries sans lésions. Ces faits ont reçu une double
interprétation : on les a expliqués, ou du moins on a cher-
ché à les expliquer par l'hémophilie et par l'influence du
système nerveux. Ce seraient des hématuries *hémophili-*
ques dans un cas, *angionévrotiques* dans l'autre ; et s'il
en était ainsi, elles mériteraient très réellement d'être
qualifiées essentielles. Voyons ce qu'il en est.

Hématuries hémophiliques.

L'hémophilie a été de tous temps admise comme cause
d'hématurie. En Allemagne en particulier, on parle beaucoup d'hémophilie, et toutes les fois qu'on se trouve en
présence d'une hématurie dont la cause ne paraît pas évidente, on propose ce terme et cette explication.

Il y a là, à notre avis, une exagération évidente, contre
laquelle il est temps de réagir.

A coup sûr, on ne peut refuser au rein ou même à la
vessie le droit de prendre part aux hémorrhagies qui traduisent l'hémophilie : mais la question n'est pas là. Il s'agit
de savoir, si ces hémorrhagies s'observent réellement et à
quels caractères, à quel ensemble on peut les reconnaître
ou au moins être autorisé à les supposer.

N'est pas hémophile qui veut : l'hémophilie est surtoüt héréditaire et frappe surtout les jeunes. Elle se caractérise par des hémorrhagies multiples, se manifestant sur divers points du corps à la fois, et la coexistence d'hémorrhagies multiples et d'hématuries pourrait seule autoriser à conclure à la nature hémophilique de ces dernières. .

Dans ces conditions Guyon(1) a vu deux fois des hématuries hémophiliques. Elles avaient toutes deux les allures des grandes hémorrhagies des néoplasiques. Dans les deux cas, le diagnostic fut fait par les commémoratifs et la constatation de grandes plaques ecchymotiques. L'un des malades a succombé, l'autre a guéri sous l'influence d'un traitement général ».

Uhde (2), Grandidier (3), ont cité des faits identiques. Klemperer (4) rapporte également une observation, qu'on peut légitimement mettre sur le compte de l'hémophilie, étant donné les circonstances dans lesquelles l'hématurie se produisit.

Il s'agit d'un jeune homme hémophile, ayant présenté depuis l'âge de trois ans de nombreuses hémorrhagies de toutes sortes, et qui urina du sang à l'âge de 16 ans pour la première fois. L'accident se répéta souvent. Entré à l'hôpital pour y être traité de la morphinomanie, il y présenta un accès d'hématurie rénale qui dura sept semaines et se termina par la guérison.

L'apparition de ces hématuries dans le premier âge, chez des sujets à hérédité hémophilique et surtout la coexistence des hématuries avec d'autres hémorrhagies rendent ce diagnostic étiologique très vraisemblable.

Mais cependant il convient de se défier d'une trop facile exagération. Et nous devons nous mettre en garde contre

(1) GUYON. — Leçons cliniques sur les maladies des voies urinaires, 3ᵉ édit. t.E, p. 490.

(2) UHDE. — *Dict. de Dechambre*. art. Hémophilie.

(3) GRANDIDIER. — *Die Hæmophilie oder die Bluterkrankeit*. Leipzig, 1855.

(4) KLEMPERER. — *Soc. méd. des hôp.*, déc. Berlin, 1896.

la tendance naturelle à attribuer à l'hémophilie toute hématurie rénale dont on ne trouve pas la cause évidente.

Ainsi, plusieurs des observations rapportées par Grandidier, par Mendelsohn, par Fürbringer (1) nous apparaissent comme très contestables. De même cette observation de Klemperer est encore très discutable : un jeune homme de 26 ans est depuis l'âge de seize ans sujet à des accès d'hématurie durant plus ou moins longtemps : son urine contenait des cylindres sanguins. L'hématurie était donc rénale. Le malade guérit à la suite d'un traitement par les douches froides. Et Klemperer intitule cette hématurie « hémophilique », ce qui ne nous paraît pas démontré,

Nous ne saurions en effet admettre comme hémophiliques des hématuries qui seraient la seule et unique manifestation de la diathèse, et n'auraient été précédées ni suivies d'aucun autre incident du même genre.

L'observation de Senator (2) suffit à légitimer ces doutes : Senator conclut à l'hémophilie en raison des antécédents héréditaires très nets, que présente la malade en ligne paternelle. Et cependant Israël examinant le rein enlevé y trouve, nous l'avons vu, des lésions de sclérose qui étaient la source et la raison de ces hémorrhagies.

Sans nier donc la réalité de l'hémophilie rénale nous demandons à l'avenir pour ces grandes hématuries prolongées, persistantes, isolées comme symptômes, nous demandons des observations complètes, des examens anatomiques définitifs avant d'invoquer l'hémophilie. Et lorsque l'élimination sera faite des cas qui ne présentent pas ce criterium, les observations seront réellement rares, qui mériteront d'être qualifiées d'hématuries hémophiliques.

Et pour l'instant au moins, en dehors de quelques cas cités et que nous acceptons comme probables, nous ne pensons pas par exemple que l'hémophilie puisse expli-

(1) Cités in th. Doreau.
(2) Obs. citée, p. 65.

quer les observations de Schede, de Loumeau, de Klemperer, et encore moins celles de Debersaques ou de Broca.

Ces réserves au sujet de l'hémophilie, s'appliquent également à *la théorie infectieuse ou toxique* des hématuries essentielles. R. Robinson dans le travail auquel nous faisons allusion reprend et soutient l'hypothèse d'une infection ou d'une intoxication pour expliquer ces hémorrhagies. Cette hypothèse est très vraisemblable ; mais la démonstration n'en est pas faite pour les cas auxquels nous faisons allusion, et si nous rapprochons l'une de l'autre la théorie toxique et la théorie hémophilique, c'est qu'elles sont à peu près identiques, attendu que l'hémophilie inconnue encore aujourd'hui nous apparaît de plus en plus comme la conséquence d'une adultération du sang. S'il n'est pas établi que l'hémophilie peut se caractériser par un saignement purement rénal, il n'est pas démontré non plus que les toxines puissent faire saigner un seul rein à l'exclusion des autres. L'expérimentation a montré, il est vrai, que certaines toxines étaient hémorrhagiques : mais elle n'a pas établi que l'hématurie pouvait en être le seul résultat.

Aussi, tout en reconnaissant, que la théorie infectieuse ou toxique est une hypothèse très vraisemblable, susceptible d'expliquer quelques faits, nous ne pensons pas qu'elle soit applicable aux quelques observations dont nous cherchons l'interprétation.

Si pour l'interprétation de ces dernières, l'hémophilie ne suffit pas, ne peut-on du moins les expliquer par une influence vaso-motrice ?

Hématuries angio-névrotiques.

Le système nerveux exerce une influence incontestable sur la circulation viscérale par les nerfs vaso-moteurs qui la modifient, la restreignent ou l'étendent. Cette influence peut-elle s'exercer jusqu'à provoquer un afflux sanguin tel qu'il soit le point de départ d'une hémorrhagie ?

Pour la peau, pour les muqueuses, le fait est admis. Dans les saignements de nez de la puberté, pour les ecchymoses des neurasthéniques, les hématidroses des hystériques, il est probable qu'une action nerveuse vaso-dilatatrice est la cause de la congestion interne, qui aboutit à l'effraction vasculaire : la diapédèse s'exagère, de véritables brèches se font dans les capillaires, d'où hémorrhagie plus ou moins considérable.

Existe-t-il des hématuries de ce genre ?

Lancereaux (1), puis Renaut (2), les admettent ; ils signalent l'hypérémie active du rein par action nerveuse et les hémorrhagies rénales qui s'ensuivent. D'après Lancereaux, « les hémorrhagies rénales liées à une influence nerveuse ou hémorrhagies essentielles sont plus fréquentes, que ne paraissent le croire la plupart des auteurs. »

Et cependant, s'il en était ainsi, la grande névrose, l'hystérie, qui parmi ses symptômes si variés, donne assez souvent lieu à des hémorrhagies diverses, voire même à des hémorrhagies cutanées, devrait quelquefois être la cause d'hémorrhagies rénales. Il n'en est rien ou du moins les faits de cette nature sont si rares qu'on ne saurait admettre l'hématurie hystérique comme démontrée. Aupérin (3) cite le fait d'une femme de 35 ans, névropathe et hystérique qui, après une violente colère et une attaque de nerfs aurait eu une hématurie de six semaines de durée terminée par la guérison. Mais Gilles de la Tourette (4), dans son *Traité de l'hystérie*, ne signale que par un mot,

(1) LANCEREAUX. — Art. Rein du *dict. de Dechambre*. Paris, 1876, p. 267 et 270.

(2) RENAUT. — Art. Hémorrhagie du *dict. de Dechambre*. Paris, 1888, p. 353 et suiv.

(3) G. AUPÉRIN. — *De la tuberculose rénale hématurique*. Thèse de Paris, 1895.

(4) GILLES DE LA TOURETTE. — *Hystérie paroxystique*, t. I, 2ᵉ partie, p. 450.

l'hématurie des hystériques, quand il dit : « dans le cas de Tittel, il y aurait même eu des hématuries. »

Cependant l'influence nerveuse agissant comme provocatrice de l'hématurie est au premier abord assez plausible pour les cas où en l'absence de lésions il y avait coexistence de phénomènes douloureux sur le rein ou le trajet de l'uretère. L'un de nous (1) étudiant en 1891 les névralgies rénales, rapportait quelques exemples de ces associations douloureuses et hématuriques, et Broca (2), pour son observation, adoptait en 1894 la même interprétation ; il admet, comme Lancereaux, qu'il convient de faire jouer un rôle important au système nerveux dans la pathogénie de certaines hématuries rénales.

Cela est possible, mais il convient d'apporter ici encore une grande prudence dans l'acceptation de cette pathogénie. Il est des observations pour lesquelles, il y a quelques années, la théorie nerveuse semblait toute naturelle, et pour lesquelles aujourd'hui une autre interprétation plus légitime est cependant permise. L'observation de Sabatier, par exemple, la seule dans laquelle il est fait mention d'une hémorrhagie abondante et durable, soit passible d'une autre explication que l'angionévrose, et nous avons montré plus haut comment, en la rapprochant d'autres faits similaires, mais postérieurs et mieux étudiés, il y avait lieu d'attribuer une part exclusive dans la détermination de cette hématurie aux lésions de sclérose, dont ce rein était le siège. Plusieurs des observations que nous rangions en 1891 dans le groupe des névralgies rénales nous paraissent aujourd'hui passibles, du même reproche, et dignes d'une même réserve.

Si nous exigions, pour toutes ces observations, le criterium anatomique, qui nous semble désormais nécessaire, nous trouverions probablement au fond de toutes ces névralgies une lésion minime, inappréciable : si l'importance et

(1) LEGUEU. — Des névralgies rénales. *Ann. des mal. des org. gén.-urin.*, 1891, p. 564, 631 et 778.
(2) BROCA. — *Loc. cit.*, p. 894.

l'intensité de la douleur attire surtout l'attention et paraît disproportionnée avec la lésion initiale, il ne s'ensuit pas que la part primitive de celle-ci soit négligeable.

Aussi bien, sans nier la névralgie rénale dont nous avons observé nous-même depuis notre mémoire une observation positive, nous pensons aujourd'hui que la plupart de ces névralgies, surtout quand elles sont accompagnées d'hématuries, rentrent dans la catégorie des névralgies symptomatiques d'une lésion minime et souvent inappréciable, en dehors des cas bien entendu, où le système nerveux est lui-même et directement en cause.

Avant donc d'accepter la théorie de l'angionévrose pour l'interprétation d'hématuries qui paraissent essentielles, il faudrait être bien sûr que la lésion fait absolument défaut.

En est-il ainsi dans les cinq observations, qu'il s'agit d'analyser ?

Trois fois la néphrotomie seule a été pratiquée (Broca, Loumeau, Debersaques) : le rein a paru sain, mais il n'a pas été examiné histologiquement, et nous nous demandons s'il n'existait pas des lésions inappréciables à l'œil et dont le microscope aurait révélé la présence. Ces réserves sont d'autant plus légitimes, que dans le cas de Broca, les urines présentaient les caractères des urines de la néphrite aiguë, et il est difficile de ne pas rapprocher cette observation des néphrites hématuriques. Sans doute, dans ces trois cas, la guérison est survenue à la suite de l'opération, et pour la malade de Broca, au moins, ne s'est pas démentie pendant quelques années, bien que l'opération ait été seulement exploratrice. Et on se base sur cette persistance de la guérison pour conclure à l'intégrité de l'organe.

Cette conclusion est peut-être exagérée. C'est un fait connu et bien établi que des interventions opératoires pratiquées sur la vessie peuvent amener la cessation des hématuries rénales : l'observation de Passet en est un exemple.

Albarran (1) en rapporte d'autres semblables. A plus forte raison, l'intervention portée directement sur le rein est-elle susceptible de modifier les conditions de sa circulation et la néphrotomie en particulier de modifier sa congestion. Et cette influence heureuse d'une opération sur la marche d'une hémorrhagie ne saurait à notre avis être invoquée comme une preuve absolue de la nature nerveuse de cette dernière.

Restent enfin les deux observations de Klemperer et de Schede, dans lesquelles le rein fut trouvé sain même à l'examen histologique ; il ne présentait à sa surface que quelques pétéchies. Ce seraient donc les deux seules observations complètes dans lesquelles à l'examen anatomique on n'ait découvert aucune lésion.

Nous ne pensons pas que deux observations, même appuyées sur les quatre autres douteuses qui la précèdent, soient suffisantes pour baser et établir la théorie de l'hématurie essentielle par angionévrose.

Sans refuser en principe le droit au système nerveux d'influencer jusqu'à la congestion hémorrhagique la vascularisation du rein, nous préférons rester, en ce qui concerne l'appréciation de ces faits, sur la réserve, et ne pas nous hâter dans une conclusion prématurée : nous voulons nous souvenir que ce qui nous paraissait essentiel il y a quelques années a cessé de l'être. Et nous attendons d'observations plus nombreuses, plus rigoureuses et plus longtemps suivies la démonstration des hématuries par angionévrose.

Conclusions. — Après avoir analysé les observations d'hématurie, dites essentielles, nous avons été conduits à constater que dans tous les cas ou dans presque tous les cas qui ont été complètement étudiés et suivis du contrôle anatomique, il est fait mention d'altérations anatomiques

(1) ALBARRAN. — *Loc. cit.*, p. 463.

du rein. Le raisonnement et l'observation permettent d'affirmer que ces altérations étaient la cause de l'hématurie : et par conséquent il ne pouvait être question dans aucun de ces cas d'hématurie essentielle.

Nous basant sur ces faits anatomiques, nous nous croyons autorisés à étendre nos conclusions à toutes les observations auxquelles nous avons été appelés à faire allusion et à dire :

Il n'y a pas d'hématurie essentielle. Toutes les hématuries sont symptomatiques, et relèvent d'une cause générale (toxique ou infectieuse) ou d'une affection locale.

Quelques faits semblent échapper à cette interprétation : nous laissons aux recherches ultérieures cliniques, anatomiques et expérimentales le soin de définir la part qui revient aux altérations du sang ou à l'influence du système nerveux dans leur pathogénie.

III

Diagnostic. Pronostic.

Il peut paraître téméraire d'aborder le diagnostic des hématuries essentielles : dans presque toutes les observations, la vraie cause a été méconnue précisément parce que les caractères habituels des hématuries symptomatiques ne cadraient pas avec les manifestations observées. Le caractère dominant de ces hématuries est de n'affecter aucune des modalités qui sont habituelles à l'hématurie des calculeux, des néoplasiques ou même des tuberculeux.

Abondantes et continues, elles ne sont pas influencées par le repos ni par le mouvement : totales presque toujours, elles se présentent au premier abord comme des hématuries rénales, mais la recherche des autres symptômes reste négative : l'examen ne fournit souvent lui-même aucune constatation positive, et on comprend qu'avant l'opération, le diagnostic ait été souvent erroné, et que même après l'opération et la vérification de l'intégrité apparente de l'organe, on ait cru à une hématurie essentielle.

Nous devons cependant reprendre ces observations, au point de vue clinique ; nous devons nous demander si, pénétré de la doctrine de l'hématurie toujours symptomatique, il n'est pas possible de pousser plus loin le diagnostic causal de ces hématuries. Nous devons signaler jusqu'aux moindres indices, qui permettront à l'avenir de soupçonner, sinon de définir leur véritable nature.

Pour trancher cette question, nous n'avons pas à redire les caractères désormais classiques ou les associations habituelles de l'hématurie des lithiasiques, des néoplasiques ou des tuberculeux. Nous supposons au contraire une hématurie qui ne présente aucun de ces caractères, une hématurie qui ne s'accompagne d'aucune modification appréciable du côté du rein malgré une longue durée, et nous devons nous demander s'il est possible de reconnaître sa cause et quels sont les indices qui mettront sur la voie.

Le doute existe d'abord sur l'origine même de l'hématurie : les longs caillots moulés de l'uretère ne sont pas toujours rencontrés, le caractère total de l'hématurie n'est pas par lui-même assez démonstratif. Le cystoscope se présente donc comme le premier moyen de déterminer l'origine de l'hématurie.

Le cystoscope a pour but de préciser deux choses, d'abord l'intégrité de la vessie et ensuite l'origine rénale de l'hématurie. L'intégrité de la vessie est en général facile à déterminer : cependant il faut savoir que de petits néoplasmes de la vessie déterminent parfois des hématuries considérables, et il en fut ainsi dans le cas de Picqué : l'erreur de diagnostic sera donc évitée par un examen minutieux, répété à plusieurs reprises s'il est besoin. Et si l'inspection de la vessie est négative, il faudra absolument chercher à voir le saignement uretéral pour définir l'origine rénale de l'hématurie.

C'est là une exploration nécessaire, et faute de l'avoir faite, plusieurs chirurgiens ont été conduits à ouvrir la vessie, alors que le rein seul était en cause, ce qu'ils n'auraient pas fait s'ils avaient vu au cystoscope le saignement uretéral.

Grâce au cystoscope, on verra dans les périodes hématuriques le sang sourdre d'un des uretères, et cette première question : d'où vient l'hématurie ? sera ainsi tranchée et d'une manière absolument positive.

Mais ce n'est pas tout ; il reste encore à définir si possible la raison de l'hémorrhagie ; la palpation ne donne rien qu'un rein un peu sensible ou très légèrement augmenté de volume. La durée de l'hématurie éloigne l'idée d'un néoplasme ; sa continuité, l'absence des douleurs ne permettent pas de penser à un calcul. S'agit-il d'une tuberculose primitive, d'une néphrite unilatérale ou d'une autre de ces causes que nous avons indiquées ?

Solution délicate, contre laquelle se heurteront souvent les meilleurs cliniciens ; voyons cependant s'il est des moyens de la trouver.

Le *rein mobile* se reconnaît encore aisément, mais il ne faudrait pas trop se presser d'accuser le rein mobile de l'hématurie, car un rein mobile peut être le siège d'une autre altération, indépendante de la mobilité.

De même pour les *hématuries de la grossesse*, avant de les admettre, il convient de s'assurer qu'il n'existe pas une autre cause d'hématurie et notamment pas de néphrite.

On pensera à la *tuberculose* si le sujet est déjà tuberculeux, s'il offre une hérédité tuberculeuse très chargée. Les bacilles seront cherchés dans ce dépôt, et on complètera même par des inoculations cette exploration si elle est négative.

Le diagnostic des *hématuries hémophiliques* ne sera accepté que si le sujet a déjà présenté ou présente actuel-

·lement d'autres hémorrhagies abondantes, si en même temps il s'agit d'un individu jeune, et si l'on trouve l'hémophilie chez ses ascendants, ou chez ses collatéraux, et si bien entendu, aucune autre cause locale ne peut être indiquée pour expliquer cette hématurie.

Mais la cause de beaucoup la plus fréquente de ces hématuries pseudo-essentielles, c'est la *néphrite chronique* la *sclérose rénale*. C'est elle que nous devrons surtout soupçonner, et pour la déceler tous les moyens seront mis en œuvre.

Cette néphrite hématurique se voit plus souvent chez la femme que chez l'homme : elle se voit surtout de 23 à 30 ans.

Le plus souvent l'hématurie est le premier symptôme de la néphrite : elle apparaît spontanément, sans prodrome, et dure des mois, quelquefois même des années. Continue dans quelque cas, l'hématurie a procédé d'autres fois par poussées, séparées par des intermittences très nettes.

Dans quelques observations, il est fait mention de douleurs rénales ou plutôt réno-uretérales avec prolongement sur le trajet de l'uretère comme dans la colique néphrétique ; ces douleurs sont souvent en rapport avec l'expulsion des longs caillots moulés sur l'uretère.

Le rein lui-même a été parfois sensible à la pression, mais dans un cas de Potherat, c'est le rein le moins malade qui était le plus douloureux.

Dans ces conditions, l'analyse de l'urine doit avoir une grande valeur. Les modifications quantitatives seront recherchées avec soin : on note en général de la polyurie, plus rarement de l'oligurie. La recherche de l'albumine après filtration de l'urine devra être minutieusement effectuée : on attachera de l'importance aux moindres quantités d'albumine, car celle-ci est notée dans la plupart des observations. De même par l'analyse microscopique on recherchera ces cylindres hyalins qui indiquent l'altération du parenchyme rénal.

Enfin l'étude de la perméabilité rénale, suivant la méthode de Achard et Castaigne, fournira également de précieuses indications.

Dans la plupart des cas, on devra s'aider du cathétérisme de l'uretère pour étudier la sécrétion d'un seul rein et connaître par comparaison la valeur fonctionnelle du congénère.

Cette exploration du rein opposé comporte au point de vue du pronostic et du traitement une importance capitale, qu'il est à peine besoin de souligner.

Grâce à ces indications, il sera possible, croyons-nous, de reculer un peu plus loin les limites du diagnostic séméiologique de l'hématurie ; il sera possible de supposer sinon toujours d'affirmer, l'existence d'une néphrite hématurique uni ou bilatérale. Et pour confirmer ces suppositions, il restera en dernier ressort la ressource de l'incision exploratrice, d'autant plus légitime, qu'elle se présente comme le premier temps du traitement de ces hématuries graves, toujours rebelles aux moyens purement médicaux.

Le *pronostic* des hématuries pseudo-essentielles relève de deux facteurs, de l'abondance et de la continuité de l'hématurie et aussi de la cause qui la détermine.

Parfois l'hématurie est trop minime ou se répète trop rarement pour constituer un véritable danger, elle n'est qu'un épisode dans le cours d'une maladie, dont la nature commande et règle ce pronostic.

Mais d'autres fois, elle est tellement abondante, qu'elle constitue par elle-même un danger. Alors qu'elle n'est pas très abondante, sa continuité est une cause d'anémie et de déperdition des forces. La malade de Demons avait des syncopes à chaque pas ; la malade de Potherat ne pouvait quitter le lit. Dès lors l'importance de l'hématurie prime celle de la maladie causale, l'hématurie constitue par elle-même un danger, elle mérite d'être traitée pour elle-même.

IV

Traitement.

Le traitement doit être avant tout causal : mais nous avons ici surtout en vue le traitement du symptôme hématurie, dans les cas où son abondance ou sa persistance constitue le véritable danger.

Ce traitement est *médical* ou *chirurgical*: le premier n'a pas grande valeur à nos yeux, car les hématuries dont il s'agit sont précisément celles qui résistent longtemps au traitement médical.

Le malade sera d'abord mis au repos, suivra un régime sévère, le régime lacté par exemple. On emploiera avec Guyon les hémostatiques et les reconstituants. Guyon conseille surtout la térébenthine et les remèdes qui en contiennent, comme l'eau de Léchelle, par exemple. Il emploie le perchlorure de fer, mais plutôt comme reconstituant que comme hémostatique. On pourrait sans doute essayer aussi certaines préparations, qui réussissent dans les métrorragies, comme les préparations d'Hamamelis virginica ou d'Hydrastis canadensis.   •

Malheureusement, il arrive parfois que ce traitement médical ne donne aucun résultat, et que l'on se trouve dans l'alternative de voir succomber le malade ou de tenter une *intervention chirurgicale*.

Les observations que nous avons rapportées, dans le cours de ce rapport, nous montrent qu'un certain nombre d'interventions différentes ont été mises en œuvre et avec des succès très divers.

C'est probablement Schede qui fit la première *néphrec-*

tomie destinée à combattre une hématurie mettant en danger les jours de son malade. Sonnenburg, l'année suivante
(1890), enlevait le rein d'un malade de Senator considéré
comme hémophilique. Ces deux opérés guérirent. Sabatier,
il est vrai, quelques années auparavant (1886) avait pratiqué déjà la néphrectomie pour une néphralgie hématurique ; mais cette opération était plutôt dirigée contre les douleurs névralgiques éprouvées par sa malade que contre l'hématurie qui était relativement minime. Depuis lors la néphrectomie a été pratiquée par Pousson, Routier, Nimier,
Albarran, Potherat, Reynier, etc.

La *néphrotomie* a été faite avec succès pour des hématuries rebelles par Abbe, par Israël, Debaisieux, Reynier,
Loumeau, et la pyélotomie par Lauenstein.

Dans quelques cas même on s'est contenté de mettre le
rein à nu, de l'explorer sans l'ouvrir (Broca) et le résultat
a été parfait.

La *néphropexie*, avec ou sans néphrotomie préalable, a
été faite par Albarran, par Israël.

Enfin dans quelques cas même, la *cystotomie* a été faite
pour vérifier l'origine de l'hématurie ou pour permettre le
cathétérisme de l'uretère ; ainsi procédèrent Picqué et Passet, et nous avons vu que même cette intervention a donné
des succès, dont l'un fut temporaire il est vrai, et dont
l'autre fut définitif, bien que l'hématurie ait eu sa source
dans le rein droit. Une fois même, Potherat vit une hématurie qui durait depuis quatre ans, cesser après le simple
cathétérisme de l'uretère.

Nous laissons complètement de côté cette cystotomie
exploratrice : cette intervention ne fut pratiquée que pour
les fins d'un diagnostic difficile ; il s'agissait de savoir d'où
le sang venait, et bien que la cessation de l'hématurie ait
été la conséquence de la cystotomie de Passet, cela ne suffit
nullement à démontrer l'efficacité de la cystotomie dans le
traitement des hématuries pseudo-essentielles, qui sont
toujours ou presque toujours d'origine rénale. Actuellement

5

la cystoscopie, aidée ou nom du cathétérisme de l'uretère constitue un moyen sûr de faire ce diagnostic de localisation, qui est le premier à établir quand on se trouve en présence d'une grande hématurie.

Restent maintenant les autres interventions, celles-là directes, dont nous devons établir la valeur comparative et préciser les indications.

Valeur comparative et résultats.

En bloc, les opérations dont nous disposons sont de deux ordres, elles sont radicales, ou elles sont conservatrices. Les premières sont représentées par la *néphrectomie* ; les secondes par la *néphrotomie*, l'*incision* simplement *exploratrice*.

La *néphrectomie* est radicale : elle supprime le rein quelle que soit la cause de l'hématurie, et à ce point de vue elle est capable d'assurer une guérison complète, si par ailleurs l'autre rein est intact. Les opérés de Demons, de Sabatier, de Senator, de Keersmæcker, de Max Schede et d'autres ont survécu à l'opération et ont guéri. Mais la néphrectomie est après tout l'ultima ratio : c'est un sacrifice irréparable, et en outre une opération qui peut tuer en quelques heures, surtout si l'autre rein est lui-même altéré. Dans deux cas, la mort a suivi de près ou de loin l'opération (cas de Potherat, de Poirier). La mort dans ces deux cas a été la conséquence des altérations du second rein, et chez le malade de Potherat, le rein qui ne saignait pas était plus sclérosé que l'autre.

L'intégrité relative ou absolue de l'autre rein est donc capitale en l'espèce : et la néphrectomie ne doit jamais être tentée que dans les cas où l'on est absolument sûr de l'état du congénère : grâce au cathétérisme de l'uretère, et à l'analyse des deux urines recueillies isolément, il est possible actuellement d'être parfaitement renseigné avant d'agir.

Mais alors même que l'intégrité anatomique et physiologique de l'autre rein sera vérifiée, il ne s'ensuit pas de ce fait que la néphrectomie soit permise. Il faut encore que cette opération ne puisse être taxée d'excessive, il faut qu'il soit nettement établi qu'aucune autre opération ne peut à elle seule assurer le même résultat thérapeutique.

La question est nettement tranchée pour les néoplasmes, qui ne sont justiciables que de la néphrectomie ; toutefois s'il s'agit d'un néoplasme de petit volume, à extension limitée on peut se contenter de faire une néphrectomie partielle.

Pour la tuberculose, il en va de même : si parfois la néphrotomie a pu amener subitement la disparition de l'hématurie comme dans le fait de Stavely, par contre la néphrectomie est seule capable, dans les tuberculoses hématuriques, d'origine toujours centrale, de traiter radicalement les lésions toujours extensives ; et des observations déjà nombreuses prouvent la légitimité de la néphrectomie en montrant les bons résultats qu'on en peut retirer dans le présent et dans l'avenir.

Mais en dehors de ces circonstances, le rôle de la néphrectomie nous apparaît comme secondaire, parce que d'autres opérations ont à moins de frais assuré un résultat thérapeutique favorable.

La *néphropexie* pour le rein mobile a suffi à faire disparaître les hématuries rebelles liées à la néphroptose : la *néphrotomie* a permis d'enlever des petits graviers et a été suffisante dans le cas d'Abbe.

Enfin la néphrotomie elle-même a été suivie d'un heureux résultat dans des cas où cependant la néphrite était manifestement en jeu, et le résultat s'est maintenu assez longtemps pour mériter d'être qualifié de définitif. L'influence bienfaisante de la néphrotomie sur la cessation de l'hématurie ne s'explique que par la décongestion intense

qui en résulte. Quoi qu il en soit, la néphrectomie dans
ces circonstances nous paraîtrait excessive ; malgré les
succès obtenus par plusieurs chirurgiens avec la néphrectomie, nous ne saurions nous résoudre sans d'impérieuses
raisons à enlever un rein pour une néphrite, que nous saurions même unilatérale, puisque nous savons que la néphrotomie a plusieurs fois amené la guérison des accidents.

L'intervention chirurgicale reste plus discutable dans
les hématuries hémophiliques. Doit-on considérer le rein
comme un danger et l'enlever ? doit-on au contraire
considérer l'hémophilique comme un sujet dangereux auquel il ne faut pas toucher ?

Nous avons fait toutes les réserves sur la fréquence des
hématuries hémophiliques : nous n'accepterions comme
telles que celles qui, en l'absence de toute lésion vérifiée
s'accompagneraient d'autres hémorrhagies. Dès lors l'hématurie n'a plus le droit de prendre le premier rang dans les
préoccupations du chirurgien : il ne saurait ici être question à notre avis de néphrectomie, et si une intervention
était permise, ce serait l'incision exploratrice destinée à
montrer qu'aucune cause d'erreur n'est possible et qu'il
s'agit bien d'une hématurie sans lésion.

Indications opératoires.

Si des discussions théoriques nous entrons dans le do-
maine de la pratique, les difficultés se présentent avec
une complexité très grande.

En présence d'une hématurie pseudo-essentielle, que
faut-il faire ?

Tout dépend de la cause : or, la cause est inconnue. Il
convient donc de demander à l'incision exploratrice de
compléter un diagnostic imparfait. Et en présence de toute
hématurie rénale, abondante et rebelle aux moyens habi-

tuels, l'exploration du rein nous semble toujours indiquée.

Ce n'est qu'au cours de cette incision, qu'on se décidera pour la néphrotomie ou la néphrectomie. On peut être conduit à l'ablation du rein non seulement par les lésions qu'on y constate, mais encore par un accident opératoire, tel qu'une hémorrhagie abondante par exemple : la néphrectomie représente donc toujours le terme *possible* de l'acte opératoire qui commence à l'incision exploratrice, et c'est une raison pour ne jamais commencer cette opération sans avoir établi par l'examen de l'autre rein les responsabilités à encourir.

Le rein est mis à nu par l'incision lombaire : il est décortiqué et attiré dans la plaie.

On explore sa surface, on note ses adhérences, sa mobilité. S'il est mobile, s'il paraît sain à sa surface, on peut se contenter de le fixer sans l'ouvrir : ce serait cependant une garantie de faire la néphrotomie exploratrice avant la néphropexie.

Une fois le rein ouvert, il faut redoubler d'attention pour ne pas laisser passer une tuberculose miliaire au début. Albarran conseille pour bien voir la petite tache translucide du tubercule cru, de comprimer le pédicule du rein et d'essuyer délicatement avec le doigt ou avec le dos du bistouri la surface de section.

Si l'on trouve le rein tuberculeux, si l'exploration révèle un petit néoplasme, il faut l'enlever immédiatement.

Mais en dehors de ces circonstances, nous pensons qu'il faut s'en tenir exclusivement à la néphrotomie. Si après l'incision du rein, on ne remarque rien d'anormal à la surface de la coupe, si on ne sent rien d'anormal dans le bassinet, nous laisserions volontiers le rein en suturant son parenchyme comme d'habitude, et soupçonnant une néphrite, nous terminerions là l'opération sans aller plus loin. Sans doute, en procédant ainsi, Routier n'aurait pas vu cette ulcération tuberculeuse d'une papille, qui saignait par un de ses vaisseaux. Mais par contre, d'autres ont guéri, par la seule incision, des hématuries qui n'auraient pas mieux cessé par la néphrectomie. Et si Picqué avait enlevé le rein, il l'eût amèrement regretté puisque tout permet de supposer qu'il était sain.

La néphrectomie secondaire ne reste-t-elle pas d'ailleurs comme le terme ultime de notre intervention contre une hématurie qui aurait résisté au traitement chirurgical conservateur ?

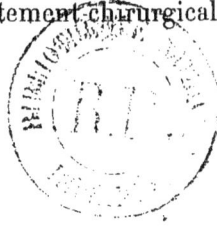

Clermont (Oise). — Imprimerie Daix frères, 3, place Saint-André.

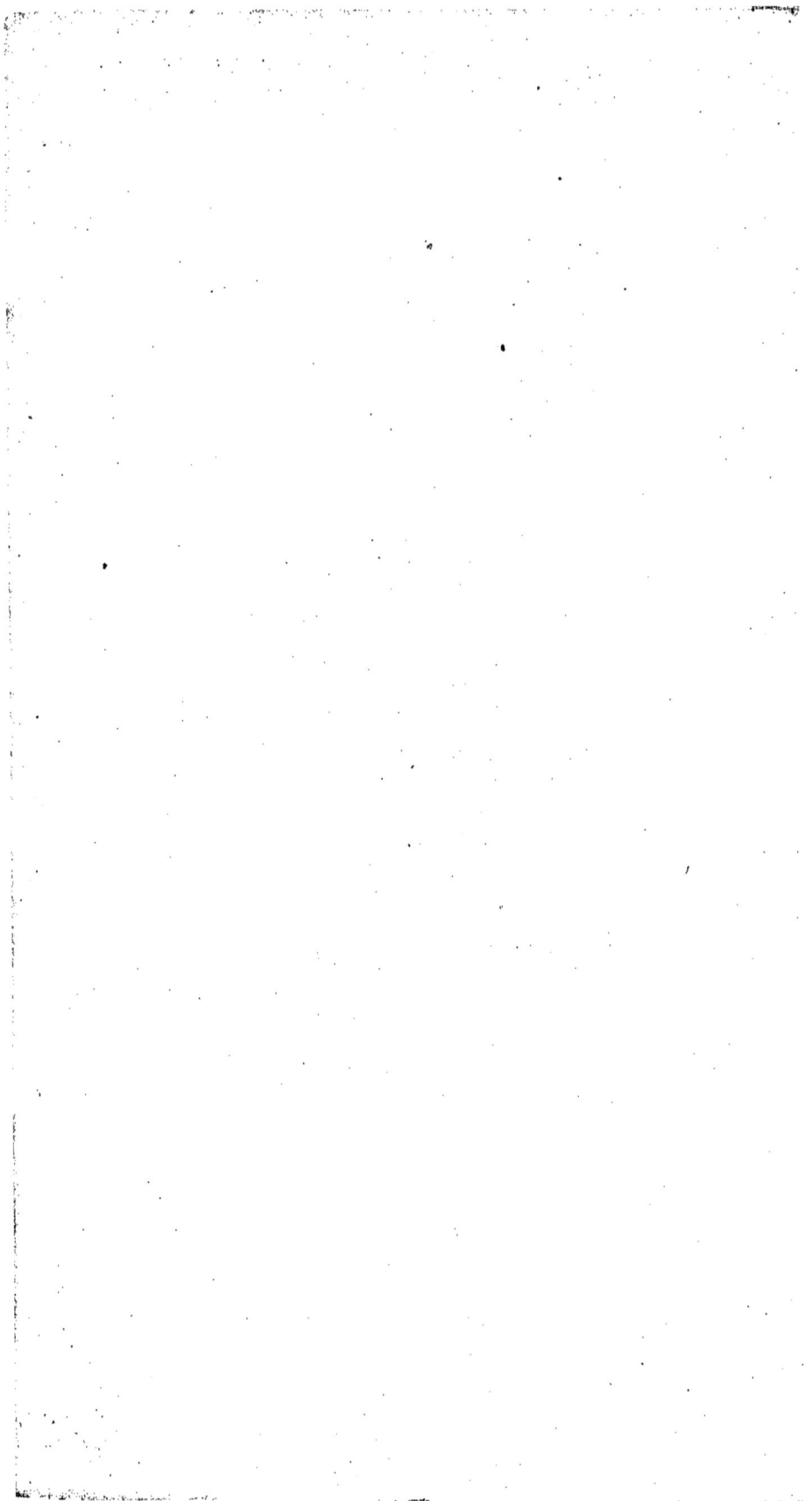

www.ingramcontent.com/pod-product-compliance
Lightning Source LLC
Chambersburg PA
CBHW071257200326
41521CB00009B/1801